全国中医药行业高等教育"十三五"规划教材
全国高等中医药院校规划教材（第十版）

配套教学用书

·············|易学助考口袋丛书|·············

中医外科学

主　编　陈红风

副主编　李咏梅　程亦勤

编　委　（以姓氏笔画为序）

邢　捷　宋　瑜　单　玮

高尚璞　潘一滨

U0654461

中国中医药出版社

·北　京·

图书在版编目（CIP）数据

中医外科学/陈红风主编 . —2 版 . —北京：中国中医药
出版社，2018.1

（易学助考口袋丛书）

ISBN 978 - 7 - 5132 - 4700 - 9

Ⅰ.①中… Ⅱ.①陈… Ⅲ.①中医外科学 – 中医学院 – 教材
Ⅳ.①R26

中国版本图书馆 CIP 数据核字（2017）第 307944 号

中国中医药出版社出版

北京市朝阳区北三环东路 28 号易亨大厦 16 层
邮政编码 100013
传真 010 - 64405750
廊坊市晶艺印务有限公司印刷
各地新华书店经销

开本 787 × 1092 1/32 印张 11 字数 255 千字
2018 年 1 月第 2 版 2018 年 1 月第 1 次印刷
书号 ISBN 978 - 7 - 5132 - 4700 - 9

定价 32.00 元
网址 www.cptcm.com

社 长 热 线 010 - 64405720
购 书 热 线 010 - 89535836
维 权 打 假 010 - 64405753

微信服务号 zgzyycbs
微商城网址 https://kdt.im/LIdUGr
官 方 微 博 http://e.weibo.com/cptcm
天猫旗舰店网址 https://zgzyycbs.tmall.com

如有印装质量问题请与本社出版部联系（010 - 64405510）
版权专有 侵权必究

前　言

2003年，"新世纪全国高等中医药院校规划教材"全面启用之际，针对中医药院校学生在专业学习中普遍反映的课本内容多、抓不住重点、理解记忆困难等问题，中国中医药出版社策划了"易学助考口袋丛书"，包括中医基础、中医临床、西医基础、西医临床及中药专业在内的主干课程配套用书共29种。该套丛书自出版以来，帮助中医药院校在校学生掌握相关课程的学习要点，提高学习效率，从容应对各种考试，深受大家的喜爱，并多次重印。

随着全国中医药行业高等教育规划教材的历次改版，教学内容屡有调整。该套丛书虽需求不断，但有必要与时俱进，以更好地与新版规划教材匹配。基于此，我们特别邀请"全国中医药行业高等教育'十三五'规划教材、全国高等中医药院校规划教材（第十版）"的编委会专家，紧扣新版教材内容和教学大纲，对"易学助考口袋丛书"进行修订，将每门课程中需要掌握的要点、重点、难点等核心内容重新提炼、浓缩，提纲挈领，方便学生学习和记忆，以期继续为广大同学复习应考保驾护航。

中国中医药出版社

2017年9月

编写说明

　　本书是根据国中医药行业高等教育"十三五"规划教材、全国高等中医药院校规划教材（第十版）《中医外科学》及其教学大纲的要求编写而成，旨在帮助学生更好地复习和掌握中医外科学的基本理论、基本知识和基本技能，亦可作为教师教学实践中书写讲稿的参考，适用于第十版规划教材的考与学（包括自学）。

　　全书总体目次与规划教材《中医外科学》一致，未做改动，"方剂索引"省略。每章、节前均将教学大纲中需了解、熟悉和掌握的知识要点进行浓缩汇总，并分别用符号"★""★★""★★★"标示。其后则围绕知识要点对各章、节的主要内容进行系统梳理，有的放矢，条分缕析，重点突出，简明扼要，一目了然，可使学生在短时间内对已学知识进行强化掌握和熟记。术后另附两套综合试卷，以帮助学生检测对该课程知识掌握的实际情况。

　　本书由上海中医药大学组织编写，参与编写的各位教师均有多年临床及教学经验，虽然编写时间较短，但各位编委不辞辛劳，反复推敲，精益求精，在此对各位编写教师致以衷心的感谢！

　　教材配套辅导用书的编写是一项艰巨的工作，要求条理清晰、结构严谨、内容精练、通俗易懂，由于本书整体编写时间短，且新版"十三五"教材正式投入使用不足一年，在编写过程中难免尚有遗漏及不妥之处，还望同道与同学们在使用过程中多提宝贵意见，以期再版时修订提高。

《中医外科学》编委会

2017 年 8 月

目 录

附录　模拟试卷

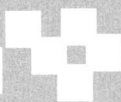

上篇

总　论

第一章 ▶ 中医外科学发展概况

★★★掌握：中医外科三大流派的主要学术思想和代表
　　　著作

★★熟悉：历代外科医学的主要学术成就、著述和创造
　　　发明

重点提示

中医外科学发展简史 ★★

1. 起源

甲骨文——最早记载外科病名

《五十二病方》——现存最早的医学文献

《周礼·天官》载"疡医"——外科医生

　　　　　　　　　　——主治肿疡、溃疡、金疡、折疡

2. 形成

《黄帝内经》——奠定中医外科学的理论基础

　　　　　　——载外科病种近30种，痈疽17种

　　　　　　——最早提出用截趾术治疗脱疽

《伤寒杂病论》——提出辨证论治理论

　　　　　　　——载肠痈、寒疝、浸淫疮等外科病证的诊治

　　　　　　　——载大黄牡丹皮汤、薏苡附子败酱散等方

汉末·华佗——最著名的外科医生

　　　　　——首创麻沸散作为全身麻醉剂进行手术

3. 发展

晋·葛洪——《肘后备急方》

　　　　——海藻治瘿，狂犬脑组织外敷伤口治狂犬咬伤

晋末·刘涓子编著、南齐·龚庆宣重新编次《刘涓子鬼

遗方》——我国现存第一部外科学专著

——最早提出用水银治疗皮肤病

隋·巢元方——《诸病源候论》

——最早的病因病理专著

——介绍40余种皮肤病的病因病机（如疥疮）

唐·孙思邈——《千金要方》

——现存最早的临床实用百科全书

——葱管导尿治疗尿潴留；脏器疗法治疗夜盲症等

宋 {
  王怀隐——《太平圣惠方》——"五善七恶"学说
  陈自明——《外科精要》——重视整体疗法

元 {
  朱震亨——《外科精要发挥》
  齐德之——《外科精义》
  危亦林——《医世得效方》——对骨伤科贡献重大

4. 成熟

明·汪机——《外科理例》

——以消为贵，以托为畏；玉真散治破伤风

明清 {
  陈司成——《霉疮秘录》

    ——我国第一部梅毒专著；砷、汞剂治疗

  吴谦——《医宗金鉴·外科心法要诀》

  吴师机——《理瀹骈文》

    ——集外治法大成，载方1500余首，以膏药为主

近代·张寿颐——《疡科纲要》

中医外科学三大学术流派 ★★★

1. 正宗派

明·陈实功——《外科正宗》

- 集明以前中医外科之大成
- 列证最详，论治最精
- 重视脾胃
- 重外治法和外科手术

2. 全生派

清·王维德——《外科证治全生集》

- 倡外科阴阳辨证，阴疽治疗用"阳和通腠，温补气血"
- 以消为贵，以托为畏
- 创阳和汤、阳和解凝膏、犀黄丸、小金丹等

3. 心得派

清·高秉钧——《疡科心得集》

- 分部辨证运用于外科疮疡
  - 上部因风温风热
  - 中部因气郁火郁
  - 下部因湿火湿热
- 外疡实从内出论
- 犀角地黄汤、紫雪丹、至宝丹治疗疔疮走黄

第二章 ▶ 中医外科范围、疾病命名及基本术语

★★★掌握：外科基本术语

★★熟悉：中医外科的范围

★了解：疾病命名原则

重点提示

第一节 中医外科范围

现代范围★★

——疮疡、乳房病、瘿、瘤、岩、皮肤及性传播疾病、肛肠病、男性泌尿生殖系病、周围血管病及其他外伤性疾病、内痈、急腹症、疝等

第二节 疾病命名原则

疾病命名★

部位——乳痈、子痈、对口疽

穴位——人中疔、委中毒、膻中疽

脏腑——肠痈、肝痈、肺痈

病因——破伤风、冻疮、漆疮

症状——乳漏、黄水疮、麻风

形态——蛇头疔、鹅掌风

颜色——白驳风、丹毒

疾病特征——烂疔、流注、湿疮

范围大小——小者为疔，大者为痈

病程长短——千日疮

传染性——疫疔

部位+疾病特点——乳岩、肾岩翻花、缠腰火丹等

第三节　基本术语

基本术语★★★

疡——外疡，一切外科疾病的总称

疮疡 { 广义——指一切体表外科疾病
　　　 狭义——指发于体表的化脓性疾病

肿疡——体表外科疾病尚未溃破的肿块

溃疡——体表外科疾病已溃破的疮面

痈——气血被邪毒壅聚而发生的化脓性疾病，又分外痈
　　 和内痈

疽——气血被毒邪阻滞而发于皮肉筋骨的疾病，又分有
　　 头疽和无头疽

根脚——肿疡之基底根部

根盘——肿疡基底部周围之坚硬区

应指——患处已化脓，手按压有波动感

护场——疮疡正邪交争中，正气能够约束邪气，使之不
　　 深陷或扩散而形成的局部作肿范围

袋脓——溃后疮口较小或切口位置不当，而脓腔较大，形
　　 如口袋，致脓液积存底部不易排出者

胬肉——疮疡溃破后，出现过度生长而高突于疮面或暴
　　 翻于疮口之外的腐肉

痔——肛门、耳道、鼻孔等人之九窍中的小肉状突起

漏——溃口处脓水淋漓不止 $\begin{cases} \text{瘘管（有内口和外口）} \\ \text{窦道（有外口，无内口）} \end{cases}$

结核——泛指一切皮里膜外浅表部位的病理性肿块

痰——疮痨性病变（流痰、子痰）和囊肿性病变

毒——致机体阴阳平衡失调，对机体产生不利影响的因素

第三章 �▶ 中医外科疾病的病因病机

★★★掌握：外科疾病的致病因素及特点
★★熟悉：外科疾病形成、发展过程中的发病机制

重点提示

第一节 致病因素

致病因素 ★★★

1. 外感六淫

风——其肿宣浮，痛无定处，走注甚速，伴恶风、头痛

寒——色紫青暗，不红不热，肿势散漫，痛有定处，得暖则减，化脓迟缓，伴恶寒、四肢不温

暑——患处焮红、肿胀、灼热、糜烂、流脓或伴滋水，或痒或痛，遇冷痛减，伴口渴、胸闷、神疲乏力

湿——局部肿胀，水疱、糜烂、渗液、瘙痒，伴纳差、胸闷腹胀，舌苔厚腻

燥——患部干燥、枯槁、皲裂、脱屑，伴口干唇燥、咽喉干燥或疼痛

火——发病迅速，来势猛急，焮红灼热，肿势皮薄光亮，疼痛剧烈，易化脓腐烂，伴口渴喜饮、尿黄便结

2. 外来伤害

> 跌仆损伤，致瘀血流注、脱疽
> 沸水、火焰、寒冻，致水火烫伤、冻伤
> 金刃竹木创伤，外伤染毒（破伤风、手足疔疮）

3. 感受特殊之毒

> 虫毒、蛇毒、疯犬毒、药毒、食物毒、疫毒 } 发病迅速，或有传染性，伴疼痛、瘙痒、麻木、发热、口渴、便秘

4. 情志内伤

$$\begin{cases} 病位循行肝胆经部位（乳房、胸胁、颈部两侧） \\ 夹郁夹痰 \\ 如乳痈、瘿病、肿瘤等 \end{cases}$$

5. 饮食不节

湿热火毒内生 $\begin{cases} 痈、有头疽、疔疮（较单由外邪所致者重） \\ 内痔、粉刺、酒齄鼻等 \end{cases}$

6. 劳伤虚损

$$\begin{cases} 过度劳力、劳神、房劳——气血受损、阴阳失和、正气 \\ \qquad\qquad\qquad\qquad\qquad\quad 亏损 \\ 如流痰、瘰疬、脱疽、阳痿、下肢筋瘤等 \end{cases}$$

7. 痰饮瘀血脓毒

（1）痰凝

起病缓慢，病程较长早期 $\Big\}$ 如瘰疬、乳核、乳癖、流痰等
症状不明显

（2）瘀血

病种多，致病范围广
症状复杂——疼痛，结块，出血 $\Big\}$ 如痈肿、疮疡、脱疽、
　紫暗或夹血块；面 　　　　　　　 痔、癃闭、肠痈、白疕、
　唇青紫，舌质紫暗 　　　　　　　 油风、瓜藤缠
　或瘀斑、瘀点；脉
　涩、结代

（3）脓毒

$$\left\{\begin{array}{l}排脓是机体正气载毒外出的佳象\\脓蓄不排，会腐蚀好肉，症见局部疼痛不减，红肿不消，\\\quad 反而扩大\\脓毒走窜入血，内攻脏腑，症见局部肿势扩大，陷黑无\\\quad 脓，全身高热、烦躁，甚至神昏谵语\end{array}\right.$$

第二节　发病机理

外科疾病总的发病机理★★

$$发病机理\left\{\begin{array}{l}邪正盛衰\\气血凝滞\\经络阻塞\\脏腑失和\end{array}\right.$$

第四章 ▮▶ 中医外科疾病辨证

★★★掌握：外科疾病辨病、辨证的重要性；辨阴证阳
　　　证，辨肿块结节、痛、脓、溃疡等的方法
★★熟悉：辨痒、麻木、出血、部位、经络等的方法

📖 **重点提示**

第一节　辨　病

中医外科辨证特点★★★

1. 辨病与辨证相结合，先辨病后辨证。

2. 局部辨证与全身辨证相结合，尤以局部辨证为主。

3. 阶段性辨证（分期辨证），把握疾病发生发展和转变传化的过程。

外科疾病辨病程序★★★

详询病史

↓

全面体检

↓

注重局部

↓

选用新技术和必要的辅助检查

↓

综合分析

第二节 阴阳辨证

辨阴证阳证（表 4 - 1）★★★

表 4 - 1 辨阴证阳证

	阳证	阴证
发病缓急	急性发作	慢性发作
皮肤颜色	红赤	苍白或紫暗或皮色不变
皮肤温度	焮热	凉或不热
肿胀高度	高肿突起	平塌下陷
肿胀范围	根盘收束	根盘散漫
肿块硬度	软硬适度	坚硬如石或柔软如棉
疼痛感觉	剧烈，拒按	和缓、隐痛、不痛或酸麻
病位深浅	肉	筋骨
脓液质量	脓质稠厚	脓质稀薄
病程长短	较短	较长
全身症状	初期常伴形寒发热、口渴、纳呆、大便秘结、小便短赤，溃后渐消	初期无明显症状，或伴虚寒症状，酿脓时有虚热症状，溃后虚象更甚
预后顺逆	易消、易溃、易敛，多顺	难消、难溃、难敛，多逆

第三节 部位辨证

上、中、下三部辨证（表 4 - 2）★★

高锦庭《疡科心得集》："盖疡科之证，在上部者，俱属风温风热，风性上行故也；在下部者，俱属湿火湿热，水性下趋故也；在中部者，多属气郁火郁，以气火之俱发于中也。"

表4-2　上、中、下三部辨证

	发病部位	病因	发病特点	疾病举例
上部辨证	头面、颈项、上肢	风温、风热	来势迅猛	头面部疖、疔、痈、油风等
中部辨证	胸腹、胁肋、腰背	气郁、火郁	情志因素相关	乳癖、缠腰火丹等
下部辨证	臀、前后阴、下肢	寒湿、湿热	缠绵、反复	臁疮、脱疽、子痈等

第四节　经络辨证

十二经络气血多少与外科疾病的关系（表4-3）★★

表4-3　十二经络气血多少与外科疾病的关系

经络	气血多少	病机特点	治疗原则
胃、大肠经	多气多血	实证居多，易溃易敛	行气，活血
小肠、膀胱、心包、肝经	多血少气	凝滞必甚，外发较缓	破血，补托
三焦、胆、心、肾、肺、脾经	多气少血	气结必甚，收敛较难	行气，滋养

第五节　局部辨证

辨肿（表4-4）★★★

表4-4　辨肿

成因	证候
热	肿而色红，皮薄光泽，焮热疼痛
寒	肿而不硬，皮色不泽，不红不热，常伴酸痛
风	漫肿宣浮，游走不定，不红微热，轻微疼痛
湿	肿而皮肉重垂胀急，深则按之如烂棉不起，浅则光亮如水疱，破流黄水，浸淫皮肤
痰	肿势或软如棉馒，或硬如结核，不红不热
气	肿势皮紧肉软，不红不热，常随喜怒消长
瘀血	肿而胀急，色初暗褐，后转青紫，逐渐变黄消退
实肿	肿势高突，根盘收束
虚肿	肿势高突，根盘散漫

辨肿块、结节★★★

1. 辨肿块

观察肿块的大小、形态、质地、活动度、位置、界限、疼痛、内容物等，以判断病情。

2. 辨结节（表 4-5）

表 4-5　辨结节

临床特点	考虑病证或措施
结节疼痛	多伴感染
生长缓慢，不红无肿	良性结节
原因不明，增长较快	可能恶性

辨痛（表 4-6）★★★

表 4-6　辨痛

成因	证候
热	皮色焮红，灼热疼痛，遇冷则痛减
寒	皮色不红，不热，酸痛，得温则痛缓
风	痛无定处，忽彼忽此，走注甚速
气	攻痛无常，时感抽掣，喜缓怒甚
化脓	肿势急胀，痛无止时，如有鸡啄，按之中软应指
瘀血	初起隐痛，微胀，微热，皮色暗褐，继则皮色青紫而胀痛

辨痒（表 4-7）★★

表 4-7　辨痒

成因	证候
风胜	走窜无定，遍体作痒，抓破血溢，随破随收，不致化腐，多为干性

续表

成因	证候
湿胜	浸淫四窜，黄水淋漓，易沿表皮蚀烂，越腐越痒，多为湿胜，或有传染性
热胜	皮肤瘾疹，焮红灼热作痒，或只发于暴露部位，或遍布全身，甚则糜烂滋水淋漓，结痂成片，常不传染
虫淫	浸淫蔓延，黄水频流，状如虫行皮中，其痒尤甚，最易传
血虚	皮肤变厚、干燥、脱屑、作痒，很少糜烂流滋水

辨麻木（表4-8）★★

表4-8　辨麻木

常见病证	临床特点	病机
疔疮、有头疽	坚肿色褐，麻木不知痛痒，伴全身症状	毒邪炽盛
麻风病	患部皮肤增厚，麻木不仁，不知痛痒	气血失和
脱疽	患者麻木冷痛	脉络阻塞

辨脓★★★

1. 辨有脓无脓（表4-9）

表4-9　辨有脓无脓

脓的有无	证候
有脓	按之灼热痛甚，肿块已软，指起即复，脉数
无脓	按之微热，痛热不甚，肿块仍硬，指起不复，脉不数

2. 辨脓方法

按触法、透光法、点压法、穿刺法和 B 超。

3. 辨脓的部位深浅

浅部脓疡——高突坚硬，中有软陷，皮薄焮红灼热，轻
　　　　　　按则痛且应指

深部脓疡——肿块散漫坚硬，按之隐隐软陷，皮肤不热
　　　　　　或微热，重按方痛

4. 辨脓的形质、色泽、气味

脓稠厚
色泽鲜明 } 元气充盛，属顺证
略带腥味

脓淡薄
色泽不净 } 元气较弱，属逆证
腥秽恶臭

辨溃疡（表4-10）★★★

表4-10　辨溃疡

辨证	肉芽色泽	脓液	腐肉	预后
阳证	红活	稠厚黄白	易脱	新肉易生，疮口易敛
阴证	灰暗	清稀，或时流血水	难脱	新肉不生，疮口难敛

辨出血 ★★

1. 辨便血（表4-11）

表4-11　辨便血

辨病	临床特点
上消化道出血	柏油样黑便，远血
直肠、肛门便血	血色鲜红，近血

2. 辨尿血（表 4 – 12）

表 4 – 12　辨尿血

辨病	临床特点
肾、输尿管结石	疼痛发作期间或疼痛后出现血尿（全程血尿）
膀胱、输尿管结石	终末血尿
肾肿瘤	全程无痛血尿，呈间歇性
膀胱肿瘤	持续性或间歇性无痛肉眼血尿
外伤损伤	血尿鲜红，有外伤史
感染	血尿，伴尿频、尿急、尿痛

第五章 ▶ 中医外科疾病治法

★★★掌握：内治法消、托、补三大法则的概念、适应
　　　证、禁忌证；内治十一法的具体运用；外治法中
　　　药物疗法各种剂型的应用及注意事项
★★熟悉：中医外科常用的手术疗法及其他疗法的用法

📖 **重点提示**

第一节 内治法

消、托、补的概念、适应证、禁忌证（表5-1）★★★

表5-1 消、托、补的概念、适应证、禁忌证

治法	概念	适应证	禁忌证
消	运用不同的治疗方法和方药，使初起的肿疡得到消散，不使邪毒结聚、走窜、发展或成脓，是一切外科疾病初起的治疗法则	初起肿疡、非化脓性肿块性疾病、皮肤病	疮形已成则不可用
托	用补益气血和透脓托毒的药物，扶助正气，托毒外出，以免毒邪扩散和内陷的治疗法则	外疡中期	脓液未成之早期不可用
补	用补养药物，恢复正气，助养新生，使疮口早日愈合的治疗法则	溃疡后期	毒邪未尽时不可用

内治十一法的临床运用（表5-2）★★★

表5-2　内治十一法的临床运用

治法	方剂举例		适应证	注意点
解表法	辛凉解表	银翘散、牛蒡解肌汤	外感风热证、恶寒轻、发热重、汗少	体质虚弱者，即使有表证，不可发汗太过
	辛温解表	荆防败毒散、桂枝汤	外感风寒证、恶寒重、发热轻、无汗	
通里法	攻下	大承气汤、凉膈散、内疏黄连汤	表证已罢，热毒入腑，局部红肿热痛，伴壮热、便秘	中病即止，不可过剂
	润下	润肠汤	阴虚肠燥便秘	
清热法	清热解毒	五味消毒饮	局部红、肿、热、痛，伴发热、口燥	清热药切勿太过，必须顾护胃气
	清气分热	黄连解毒汤	局部色红或皮色不变、灼热肿痛，或皮肤病之皮损掀红灼热	
	清营分热	清营汤	局部掀红灼热，或皮肤出现红斑、瘀点，伴高热、口渴不欲饮，舌质红绛	
	清血分热	犀角地黄汤		
	养阴清热	知柏地黄汤	阴虚火旺的慢性病证	
	清骨蒸潮热	清骨散	瘰疬、流痰后期虚热不退	

续表

治法	方剂举例		适应证	注意点
温通法	温经通阳	阳和汤	寒痰阻于筋骨，患处隐隐作痛、漫肿不显	阴虚有热者不可用
	温经散寒	独活寄生汤	风寒湿邪侵袭筋骨，患处酸痛麻木、漫肿、皮色不变、恶寒重	
祛痰法	疏风化痰	牛蒡解肌汤	颈痈结块肿痛，伴咽喉肿痛、恶风发热	因痰而致的外科病每与气滞、火热相合，应注意辨证
	清热化痰	清咽利膈汤	锁喉痈红肿坚硬、灼热疼痛，伴气喘痰壅、壮热口渴	
	解郁化痰	逍遥散	瘰疬、肉瘿见结块坚实，色白不痛或微痛，伴胸闷、急躁	
	养营化痰	香贝养荣汤	瘰疬、流痰后期脓水稀薄，伴形体消瘦、神疲肢软	
理湿法	燥湿健脾	平胃散	外科疾患伴有胸闷呕恶、脘腹胀满、纳食不佳、舌苔厚腻	湿邪常与热、风、暑等邪相合，须结合清热、祛风、清暑等法并用
	清热利湿	二妙丸、萆薢渗湿汤、龙胆泻肝汤	湿疮、漆疮、臁疮等肌肤焮红作痒、滋水淋漓，或肝胆湿热引发的蛇串疮、子痈、囊痈	
	除湿祛风	豨莶丸	风湿袭于肌表之证，如白驳风	

续表

治法		方剂举例	适应证	注意点
行气法	疏肝解郁、行气活血	逍遥散、清肝解郁汤	肿块坚硬或结块肿痛、不红不热；或痈疽后期，寒热已除、毒热已退而肿硬不散者，伴胸闷不舒、口苦	行气药多香燥辛温，易耗气伤阴，故气虚、阴伤或火盛者须慎用或禁用
	疏肝解郁、化痰软坚	海藻玉壶汤、开郁散	肿势皮紧内软，随喜怒而消长，伴性情急躁、痰多而黏	
和营法	活血化瘀	桃红四物汤	肿疡或溃后肿硬疼痛不减，结块色红较淡或不红或青紫者	和营活血药多温热，故火毒炽盛者不应使用
	活血逐瘀	大黄䗪虫丸	瘀血凝聚、闭阻经络所引起的外科疾病，如乳岩、筋瘤	
内托法	透托方	透脓散	肿疡已成，毒盛正气不虚，肿疡尚未溃破或溃破后脓出不畅	透托法勿用于肿疡初起未成脓时，补托法不可用于正实毒盛者
	益气托毒	托里消毒散	肿疡毒势方盛，正气已虚，不能托毒外出者，见疮形平塌，根盘散漫，难溃难腐	
	温阳托毒	神功内托散	疮形漫肿无头，疮色灰暗不泽，化脓迟缓，新肉不生，伴自汗肢冷、精神萎靡、脉沉细	

续表

治法	方剂举例		适应证	注意点
补益法	益气	四君子汤	凡具有气虚、血虚、阴虚、阳虚症状者，均可应用补法。一般适用于外科疾病中后期、皮肤病等凡有气血不足及阴阳偏虚者	以见不足者补之为原则
	养血	四物汤		
	气血双补	八珍汤		
	滋阴	六味地黄丸		
	助阳	桂附八味丸、右归丸		
调胃法	理脾和胃	异功散	溃疡兼纳呆食少，大便溏薄，舌淡苔薄，脉濡	两法区分要点在于苔是否腻、舌质淡与不淡、有无便溏
	和胃化浊	二陈汤	疔疮或有头疽溃后，症见胸闷泛恶、食欲不振、苔薄黄腻、脉濡滑者	
	清养胃阴	益胃汤	疔疮走黄、有头疽内陷，症见口干少津而不喜饮、胃纳不香、或伴口糜，舌光红，脉细数者	应用重点在于舌是否光红

第二节 外治法

中医外科外治法药物疗法的应用（表5-3）★★★

表5-3 中医外科外治法药物疗法的应用

剂型	方剂	功能	适应证
膏药	太乙膏	消肿、清火、解毒、生肌	阳证肿疡、溃疡
	阳和解凝膏	温经和阳、祛风散寒、调气活血、化痰通络	阴证疮疡未溃者
	千捶膏	消肿、解毒、提脓、祛腐、止痛	阳证疮疡
	咬头膏	蚀破疮头	疮疡脓成不能自破，以及不愿手术排脓者
油膏	金黄油膏、玉露油膏	清热消肿、散瘀化痰	阳证肿疡、肛门周围痈疽
	冲和膏	行气疏风、活血定痛、散瘀消肿	半阴半阳证肿疡
	回阳玉龙膏	温经活血、散寒化瘀	阴证肿疡
	生肌玉红膏	活血祛腐、解毒止痛、润肤生肌收口	一切溃疡，腐肉未脱、新肉未生之时，或日久不能收口者
	红油膏	防腐生肌	一切溃疡
	生肌白玉膏	润肤生肌收敛	溃疡腐肉已净、创口不敛者，以及乳头皲裂、肛裂等

续表

剂型	方剂		功能	适应证
油膏	疯油膏		润燥杀虫止痒	牛皮癣、慢性湿疮、皲裂等
	青黛散油膏		收湿止痒、清热解毒	蛇串疮、急慢性湿疮等皮肤焮肿痒痛、渗液不多者
	消痔膏		消痔退肿止痛	内痔、赘皮外痔、血栓痔等出血、水肿、疼痛
箍围药	金黄散、玉露散		清热消肿、散瘀化痰	阳证疮疡
	回阳玉龙膏		温经活血、散寒化痰	阴证疮疡
	冲和膏		行气疏风、活血定痛、散瘀消肿	半阴半阳证疮疡
掺药	消散药	阳毒内消散红灵丹	活血止痛、消肿化痰	阳证肿疡
		阴毒内消散、桂麝散、黑退消	温经活血、破坚化痰、散风逐寒	阴证肿疡
	提脓祛腐药	九一丹、八二丹、七三丹、五五丹、九黄丹、黑虎丹（不含汞）	提脓祛腐	溃疡初起，脓栓未溶、腐肉未脱，或脓不净、新肉未生者

续表

剂型	方剂		功能	适应证
掺药	腐蚀药	白降丹	腐蚀组织	溃疡疮口小而引流不畅，以及赘疣、瘰疬
		枯痔散		痔疮、息肉
		三品一条枪		漏管、内痔、瘰疬
	平胬药	平胬丹	平复胬肉	胬肉突出
	生肌收口药	生肌散、八宝丹	生肌收口	溃疡腐肉已脱、脓水将尽时
	止血药	桃花散、如圣金刀散	止血	溃疡出血、创伤性出血
	清热收涩药	青黛散	清热止痒	急性或亚急性皮炎而渗液不多者
		三石散	收涩生肌	皮肤糜烂、渗液不多而已无红热者
酊剂	红灵酒		活血、消肿、止痛	冻疮、脱疽未溃者
	土槿皮酊		杀虫、止痒	鹅掌风、灰指甲、脚湿气
	白屑风酊		祛风、杀虫、止痒	面油风
洗剂	三黄洗剂		清热止痒	一切急性皮肤病见红肿、红疹者
	颠倒散洗剂		清热散瘀	酒齄鼻、粉刺

中医外科常用手术治疗方法（表5-4）★★

表5-4 中医外科常用手术治疗方法

方法	适应证
切开法	一切外疡，确已成脓
火针烙法	甲下瘀血，疖、痈、赘疣、息肉及创伤出血等
砭镰法	急性阳证疮疡，如下肢丹毒、红丝疗等
挑治疗法	内痔出血、肛裂、脱肛、肛门瘙痒、颈部多发性疖肿等
挂线法	瘘管、窦道；或疮口过深，或疮疡生于血络丛处不易手术者
结扎法	瘤、赘疣、痔、息肉、脱疽，以及脉络断裂引起的出血
拖线法	体表脓肿，瘘管或窦道

外科其他疗法（表5-5）★★

表5-5 外科其他疗法

方法		适应证
引流法	药线引流	溃疡疮口过小，脓水不易排出者；瘘管、窦道
	导管引流	附骨疽、流痰、流注等脓腔较深、脓液不易畅流者
	扩创引流	痈、有头疽溃后有袋脓，瘰疬溃后形成空腔或脂瘤染毒化脓
垫棉法		溃疡有袋脓，或窦道形成而脓水不尽，或溃疡脓腐已尽、新肉已生而皮肉不能粘合者

续表

方法		适应证
针灸法	针法	瘰疬、乳痈、湿疮、瘾疹、蛇串疮、脱疽、内痔术后疼痛、排便困难等
	灸法	阴疽初起，溃疡久不愈合
熏法		肿疡、溃疡
熨法		风寒湿痰凝滞筋骨肌肉，乳痈初起或回乳
热烘疗法		鹅掌风、慢性湿疮、牛皮癣见皮肤干燥、瘙痒
滑渍法		阳证疮疡初起、溃后，半阴半阳证及阴证疮疡
冷冻疗法		瘤、赘疣、痔、痣、早期皮肤癌
激光疗法		瘤、赘疣、痔、痣、部分皮肤良性和恶性疾病

中医外科常用外治法的临床运用（表5-6）★★★

表5-6　中医外科常用外治法的临床运用

病类	病程	治法	方法	阳证	阴证	注意点
肿疡	初期	消散	敷药	如意金黄散、玉露散	回阳玉龙膏	介于阴阳之间者，亦可用冲和膏，若使用膏药引起皮肤过敏者，可改用油膏
			膏药	太乙膏、千捶膏	阳和解凝膏	
			掺药	红灵丹、阳毒内消散	桂麝散、阴毒内消散	
			砭镰	三棱针刺血	禁忌	
			艾灸	禁忌	艾灸、隔蒜姜灸、附子饼灸、豆豉饼灸	

续表

病类	病程	治法	方法	阳证	阴证	注意点
肿疡	化脓	排脓	手术	切开	切开或火针络法	减少患者痛苦，手术时可应用局麻药物
			掺药	白降丹		
			膏药	咬头膏、千捶膏		
溃疡	溃破	提脓祛腐	掺药	升丹、九一丹、五五丹		脓出不畅，可加药线引流法
			熏洗	2%～10%黄柏溶液		
	漏管	扩创或切开	挂线或切开	橡皮筋、药制丝线、纸裹药线挂线，或切开法		
		腐蚀	掺药	三品一条枪、白降丹		
	胬肉	平胬	掺药	平胬丹		其他尚有手术剪去和丝线结扎法
	出血	止血	掺药	桃花散、如圣金刀散		其他尚有压迫、冷冻、结扎、烙法
	收口期	生肌收口	掺药	生肌散、八宝丹		溃疡新肉已生，一时不能与皮肤粘合，或有袋脓，可加用垫棉法
			膏药	太乙膏		
			药膏	生肌玉红膏、生肌白玉膏		
			灸法	不用	附子饼灸	

下篇

各　论

第六章 ▶▶ 疮　疡

★★★掌握：疮疡疾病的分期及辨证要点；疮疡疾病不
　　　同阶段的药物内治及外治方法；疖与痈、颜面疔
　　　疮的鉴别诊断和治疗；颜面疔疮、手足部疔疮、
　　　红丝疔的临床表现及治疗；痈的定义、特点、病
　　　因病机及治疗；发的特点及不同部位发的症状；
　　　发的治疗；有头疽的临床表现；有头疽虚实之证
　　　在辨证论治上的意义；流注的特点和不同原因流
　　　注的诊治；丹毒的特点及与发等的鉴别；走黄与
　　　内陷的诊断、治疗和预防护理；流痰早期诊断、
　　　早期治疗的重要性；流痰辨证论治的要领；瘰疬
　　　未溃服药内消，已溃提脓化腐的治疗特点；瘰疬
　　　的诊断及与臖核、失荣的类证鉴别；褥疮的诊断
　　　及防治；窦道的病因病机和诊断；窦道的外治法

★★熟悉：疖的诊断、概念及特点；具有特殊性质的烂
　　　疔、疫疔的特点和预防方法；下肢丹毒的防治；瘰
　　　疬特殊疗法的作用及适应证

★了解：疮疡疾病的病因病机；疖的病因病机、预防与
　　　调护；发颐的临床特点、鉴别诊断

重点提示

概 述

疮疡的病因病机（图6-1）★

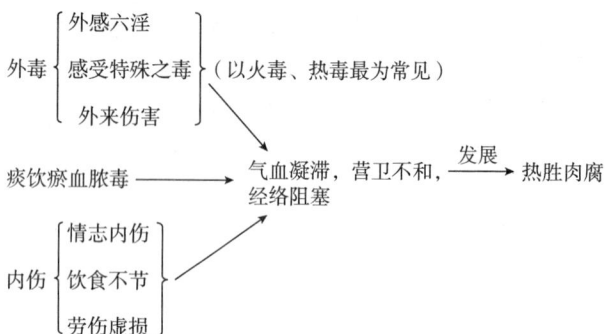

外毒 {外感六淫 / 感受特殊之毒（以火毒、热毒最为常见）/ 外来伤害}

痰饮瘀血脓毒 →

内伤 {情志内伤 / 饮食不节 / 劳伤虚损}

→ 气血凝滞，营卫不和，经络阻塞 —发展→ 热胜肉腐

图6-1 疮疡的病因病机示意图

损骨、透膜的辨识方法（表6-1）★★★

表6-1 损骨透膜的辨识方法

病位	肿疡	溃疡
损骨，多在四肢	局部胖肿，骨骼或增粗	疮口胬肉外翻，经久不愈，脓出带臭，以纸捻探之有锯齿感
透膜，多在躯干	肿势漫无边际，扪之绵软，或有捻发音	脓出似蟹沫或气泡，在胸壁时可听到如儿蹄声，在腹部时有时可看到粪便流出

疮疡分期辨证论治（表6-2）★★★

表6-2 疮疡分期辨证论治

分期	内治	外治
初期	消法（清热解毒最常用）	箍毒消肿
中期	托法（透托和补托）	切开排脓
后期	补法（益气、养血、滋阴、助阳）	提脓祛腐，生肌收口

第一节 疖

概念★★

1. 定义——疖是指发生在肌肤浅表部位、范围较小的急性化脓性疾病

2. 分类——有头疖、无头疖、蝼蛄疖、疖病

3. 临床特点——肿势限局（多小于3cm），突起根浅，色红、灼热、疼痛，易化脓、易溃、易敛

4. 西医病名——疖、头皮穿凿性脓肿、疖病

病因病机★

主要为暑热火毒蕴阻肌肤所致。

诊断要点（表6-3）★★

表6-3 疖的诊断要点

病种	诊断要点
有头疖	红色结块，范围小于3cm，灼热疼痛，突起根浅，中心有一脓头，出脓即愈
无头疖	红色结块，范围小于3cm，无脓头，灼热触痛，2~3天化脓，出脓即愈
疖病	好发于项后发际、背部、臀部；几个到几十个，各处散发；疖肿此愈彼起，反复难愈；常有消渴、习惯性便秘或营养不良史
蝼蛄疖	多发于儿童头部。局部皮厚且硬者较重，皮薄成空壳者较轻。若无适当治疗则迁延日久，可损及颅骨，如以探针或药线探之，可触及粗糙的骨质，必待死骨脱出，方能收口

鉴别诊断★★★

痈
- 常为单发
- 初起无头，局部顶高色赤，表皮紧张光亮，肿势范围6~9cm
- 初起即伴有明显的全身症状

颜面疔疮
- 初起有粟粒状脓头
- 根脚较深，状如钉丁，肿势散漫，肿胀范围显著大于疖
- 出脓时间较晚且有脓栓
- 大多数患者初起即有明显的全身症状

治疗★★★

清热解毒为主。

1. 内治（表6-4）

表6-4 疖的辨证内治

证型	热毒蕴结证	暑热浸淫证	体虚毒恋，阴虚内热证	体虚毒恋，脾胃虚弱证
症状	好发于项后发际、背部、臀部，疖肿或多或少，或簇集，或此愈彼起，伴发热、口渴、溲赤、便秘、苔黄，脉数	发于夏秋季节，疖肿发红热痛，根脚很浅，范围局限，伴发热、口干，苔薄腻，脉滑数	疖肿此愈彼起，疖肿较大，反复发作，伴口干唇燥，舌红苔薄，脉细数	疖肿泛发，成脓、收口时间长，脓水稀薄，伴面黄神疲、纳少便溏，舌淡苔薄，脉濡
治法	清热解毒	清暑化湿解毒	养阴清热解毒	健脾和胃，清化湿热
方剂	五味消毒饮	清暑汤	仙方活命饮合增液汤	五神汤合参苓白术散

2. 外治

小者——千捶膏、三黄洗剂

大者——金黄散或玉露散、紫金锭，清热解毒鲜草药

脓成——切开排脓

脓尽——生肌散

蝼蛄疖宜做十字形切开，若有死骨，待松动时用镊子钳出。

预防与调护★

讲卫生，忌肥甘、辛辣、鱼腥，大便通畅，防暑降温，治消渴病等。体虚者应积极锻炼身体，增强体质。

第二节 疔

概念

（1）定义——疔是一种发病迅速，易于变化而危险性较大的急性化脓疾病

（2）分类——颜面部疔疮、手足部疔疮、红丝疔、烂疔、疫疔

（3）临床特点——疮形虽小，根脚坚硬，病情变化迅速，易成走黄之变

（4）西医病名——疖、痈、气性坏疽、皮肤炭疽及急性淋巴管炎

病因病机

（1）颜面部疔疮

脏腑火毒
外伤染毒 } 蕴蒸肌肤，气血凝滞，肉腐为脓
外感火热

若火毒炽盛，内燔营血，则成走黄重证。

（2）手足部疔疮

外伤染毒
脏腑蕴热 } 血凝毒滞，阻滞经络，肉腐为脓

（3）红丝疔

$\begin{cases} 内因——火毒凝滞 \\ 外因——破损染毒 \end{cases}$

（4）烂疔——皮肉破损染毒，湿热火毒内蕴，毒聚肌肤，
气血凝滞，热胜肉腐

（5）疫疔——感受疫畜之疫毒，毒邪炽盛，气血凝滞

一、颜面部疔疮

诊断要点★★★

1. 症状

（1）好发部位——额前、颧、颊、鼻、口唇

（2）发病过程

$\begin{cases} 初起——患部粟粒状隆起，或痒或麻，继则焮红疼痛， \\ \qquad\quad 坚硬根深，状如钉子 \\ 中期——5～7日成脓，中有脓栓 \\ 后期——7～10日肿势局限，顶高根软溃脓，肿痛渐消， \\ \qquad\quad 收口而愈，伴有寒战、发热、头痛等症 \end{cases}$

（3）走黄——疔疮顶陷，色黑无脓，肿势扩散，头面耳
项俱肿，伴壮热烦躁、神昏谵语

2. 实验室检查

血白细胞总数、中性粒细胞增高

治疗★★★

1. 内治（表 6-5）

表 6-5　颜面部疔疮的辨证内治

证型	热毒蕴结证	火毒炽盛证
症状	红肿高突，根脚收束，伴发热、头痛，舌红、苔黄，脉数	疮形平塌，肿势散漫，皮色紫暗，焮热疼痛，伴高热、头痛、烦渴，舌红、苔黄腻，脉洪数
治法	清热解毒	凉血清热解毒
方剂	五味消毒饮、黄连解毒汤	犀角地黄汤、黄连解毒汤、五味消毒饮

2. 外治

初起——金黄散、玉露散箍围；千捶膏盖贴；六神丸、紫金锭水调外敷

脓成——提脓祛腐、药线引流、切开排脓

溃后——提脓祛腐（九一丹、金黄膏）、生肌收口（生肌散、红油膏）

二、手足部疔疮

治疗★★★

1. 内治（表6-6）

表6-6 手足部疔疮的辨证内治

证型	火毒凝结证	热胜肉腐证	湿热下注证
症状	局部红肿热痛，麻痒相兼，伴畏寒发热，舌红、苔黄，脉数	红肿明显，疼痛剧烈，肉腐为脓，伴高热寒战，舌红、苔黄，脉数	足底部红肿热痛，伴恶寒发热、头痛纳呆，舌红、苔黄腻，脉滑数
治法	清热解毒	清热透脓托毒	清热解毒利湿
方剂	五味消毒饮、黄连解毒汤	五味消毒饮、合透脓散	五神汤合草薢渗湿汤

2. 外治

（1）初期——金黄膏或玉露膏外敷。蛇眼疔也可用10%
　　　黄柏溶液湿敷

（2）溃脓期——脓成应及早切开排脓

　蛇眼疔——宜沿甲旁0.2cm挑开引流

　蛇头疔——宜在指掌面一侧做纵形切口，务必引流通畅，
　　　　　　必要时可对口引流，不可在指掌面正中切开

　蛇肚疔——宜在手指侧面做纵形切口，切口长度不得超
　　　　　　过上下指关节面

　托盘疔——应依掌横纹切开，切口应够大，保持引流通
　　　　　　畅，手掌处显有白点者，应先剪去厚皮，再
　　　　　　挑破脓头。注意不要因手背肿胀较手掌为甚
　　　　　　而误认为脓腔在手背部而妄行切开。甲下溃
　　　　　　空者需拔甲，拔甲后敷以红油膏纱布包扎

（3）收口期——脓尽用生肌散、白玉膏外敷

$\left\{\begin{array}{l}\end{array}\right.$ 胬肉高突——修剪胬肉后，用平胬丹或枯矾粉外敷

损骨，久不收口——用2%~10%黄柏溶液浸泡患指，

每天1~2次，每次10~20分钟

有死骨存在——用七三丹提脓祛腐，待死骨松动时用血

管钳或镊子钳出死骨

筋脉受损导致手指屈伸障碍——待伤口愈合后，用桂枝、

桑枝、红花、丝瓜络、

伸筋等煎汤熏洗，并加

强患指屈伸功能锻炼

三、红丝疗

治疗★★★

1. 内治（表6-7）

表6-7　红丝疗的辨证内治

证型	火毒入络证	火毒入营证
症状	患肢红丝较细，红肿疼痛，苔薄黄，脉濡数	患肢红丝粗肿明显，迅速向近端蔓延，伴寒战高热、烦躁头痛，苔黄腻，脉洪数
治法	清热解毒	凉血清营，解毒散结
方剂	五味消毒饮	犀角地黄汤、黄连解毒汤、五味消毒饮

2. 外治

红丝细者——砭镰法
初期——金黄膏、玉露散
结块成脓——切开排脓，外敷红油膏
脓尽——生肌散、白玉膏

四、烂疔

特点★★

烂疔相当于西医的气性坏疽。来势急骤凶险，焮热肿胀，疼痛彻骨，肿胀迅速蔓延，极易化腐，患处皮肉很快大片腐烂脱落，范围甚大，疮形凹如匙面，流出脓液稀薄如水、臭秽，易并发走黄，危及生命。

防治★★

1. 预防

严格消毒隔离
加强宣教，避免赤足劳动

2. 治疗——中西医综合治疗

内治：宜清热泻火、利湿解毒，并注意和营散瘀
外治：宜广泛多处纵深切开，畅通引流

五、疫疔

特点★★

疫疔相当于西医的皮肤炭疽。多发于头面、颈、前臂等

暴露部位，初起如虫叮水疱，很快干枯坏死如脐凹，像牛痘。全身症状明显，有传染性、职业性，可发生走黄。

防治★★

1. 预防

$$\begin{cases} 严格消毒隔离 \\ 加强屠宰管理 \\ 注意工作卫生 \end{cases}$$

2. 治疗

内治：清热解毒，和营消肿——仙方活命饮合黄连解毒汤

外治 $\begin{cases} 初、中期——消肿解毒，玉露膏掺蟾酥合剂或升丹 \\ \qquad\qquad 外敷 \\ 后期——腐肉未脱，10\% 蟾酥合剂或五五丹；腐脱， \\ \qquad\qquad 生肌散、红油膏 \end{cases}$

第三节 痈

概念

1. 定义★★★

痈（外痈）是指发于体表皮肉之间的急性化脓性疾病

2. 分类——颈痈、腋痈、肘痈、胯腹痈、委中毒、脐痈

3. 临床特点★★★

$$\begin{cases} 局部光软无头，红肿疼痛，结块 6 \sim 9cm \\ 发病迅速，易肿、易脓、易溃、易敛 \\ 重者可伴畏寒、发热等全身症状 \\ 一般不损伤筋骨，也不易造成内陷 \end{cases}$$

4. 西医病名——皮肤浅部脓肿、急性化脓性淋巴结炎

西医的痈，相当于中医的有头疽。

脐痈的临床特点 ★★★

初起——脐部微痛微肿，渐渐肿大如瓜

酿脓——伴恶寒发热

溃后 ⎰ 脓水稠厚无臭味——易敛

    ⎱ 脓出臭秽致脐漏——不易收口

痈（颈痈、腋痈、委中毒、脐痈）的病因病机

（表6-8）★★★

表6-8 颈痈、腋痈、委中毒、脐痈的病因病机

病名	病因病机
痈	外感邪毒，或外伤染毒，或湿热火毒致营卫不和，气血凝滞，经络壅遏，化火成毒
颈痈	外感风温、风热，或肝胃火毒上攻，或乳蛾、口疳、龋齿、头面疮疖毒邪流窜，外邪内热夹痰蕴结于少阳、阳明经络
腋痈	上肢外伤染毒，或疮疡毒邪旁窜或肝脾郁热，兼忿怒气郁，气血凝滞，经络阻塞
委中毒	湿热下注，或外伤染毒
脐痈	脐部搔抓染毒，或心脾湿热火毒

痈（颈痈、腋痈、委中毒、脐痈）的辨证论治★★★

1. 痈的辨证论治

清热解毒、和营消肿为基本原则，结合病位辨证用药。

（1）内治（表6-9）

表6-9　痈的辨证内治

证型	火毒凝结证	热胜肉腐证	气血两虚证
症状	突然局部红肿疼痛，光软无头，伴恶寒发热、头痛、口渴，舌苔黄腻，脉弦滑或洪数	红肿热痛明显加剧，伴寒战高热，舌红、苔黄，脉数	脓水稀薄，疮面新肉不生，愈合缓慢，伴面色无华、神疲乏力，舌淡，脉沉细无力
治法	清热解毒，行瘀活血	和营清热，透脓托毒	益气养血，托毒生肌
方剂	仙方活命饮	仙方活命饮合五味消毒饮	托里消毒散

（2）外治

初起——金黄膏、玉露膏、太乙膏

成脓——切开排脓

溃后——提脓祛腐（九一丹、金黄膏）、药线引流、生肌收口（生肌散、红油膏、白玉膏）

袋脓——垫棉法、扩创引流

2. 颈痈的辨证论治

（1）内治

风热痰毒证——颈部结块，色白漫肿，形如鸡卵，渐灼

热疼痛，红肿化脓，伴恶寒发热，苔薄
腻，脉滑数

——疏风清热，化痰消肿

——牛蒡解肌汤或银翘散

（2）外治参照"痈"。

3. 腋痈的辨证论治

（1）内治

肝郁痰火证——腋部暴肿热痛，伴发热头痛、胸胁牵痛，
舌红、苔黄、脉弦数

——清肝解郁，消肿化毒

——柴胡清肝汤

（2）外治参照"痈"。

脓成切开——手术宜循经直开，低位引流，切口够大

袋脓——及时扩创

疮口将敛——应用垫棉压迫，加速愈合

4. 脐痈的辨证论治

（1）内治（表6-10）

表6-10 脐痈的辨证内治

证型	湿热火毒证	脾气虚弱证
症状	脐部红肿热痛，伴恶寒发热、纳呆口苦，舌苔薄黄，脉滑数	溃后脓出臭秽，久不收敛，伴面色萎黄、肢软乏力、纳呆、便溏，舌苔薄，脉濡
治法	清火利湿解毒	健脾益气托毒
方剂	黄连解毒汤合四苓散	四君子汤合托里透脓汤

（2）外治参照"痈"。

若有成漏者，疮口中可插入七三丹药线提脓，待脓腐脱尽后加用垫棉法。

5. 委中毒的辨证论治

（1）内治（表 6 – 11）

表 6 – 11　委中毒的辨证内治

证型	气滞血瘀证	湿热蕴阻证	气血两亏证
症状	初起木硬疼痛，皮色如常或微红，活动稍受限，伴全身恶寒发热，苔白腻，脉滑数	腘窝部木硬肿胀，焮红疼痛，小腿屈曲难伸，伴发热、纳呆，苔黄腻，脉滑数	起发缓慢，脓成难溃，溃后脓出如蛋清，疮口收敛迟缓，小腿屈伸不利，舌淡、苔薄，脉细
治法	和营活血、消肿散结	清热利湿、和营活血	调补气血
方剂	活血散瘀汤	活血散瘀汤合五神汤	八珍汤

（2）外治参照"痈"。

　脓成——切开引流，一般实行横切口或"S"形切口
{ 袋脓——及时扩创
　疮口将敛——应用垫棉压迫，加速愈合

第四节　发

概念

1. 定义——发是病变范围较痈大的急性化脓性疾病

2. 分类——锁喉痈、臀痈、手发背、足发背等

3. 临床特点★★★

> 初起无头，红肿蔓延成片，中央明显，四周较淡，边界
> 不清，灼热疼痛
>
> 有的 3～5 日后中央色褐腐溃，周围湿烂，或中软而不
> 溃，全身症状明显

4. 西医病名——蜂窝组织炎

不同部位发的治疗★★★

1. 锁喉痈的辨证论治——清热解毒，化痰消肿

（1）内治（表 6-12）

表 6-12　锁喉痈的辨证内治

证型	痰热蕴结证	热胜肉腐证	热伤胃阴证
病期	初起	成脓	溃后
治法	散风清热，化痰解毒	清热化痰，和营托毒	清养胃阴
方剂	普济消毒饮	仙方活命饮	益胃汤

（2）外治

> 初起——玉露散或金黄散或双柏散以金银花露或菊花露
> 　　　调敷
>
> 成脓——及早切开减压，九一丹、药线引流，外盖金黄
> 　　　膏或红油膏
>
> 脓尽——生肌散、白玉膏

2. 臀痈的辨证论治——清热利湿解毒

（1）内治（表 6–13）

表 6–13 臀痈的辨证内治

证型	湿火蕴结证	湿痰凝滞证	气血两虚证
治法	清热解毒，和营化湿	和营活血，利湿化痰	调补气血
方剂	黄连解毒汤合仙方活命饮	桃红四物汤合仙方活命饮	八珍汤

（2）外治

未溃——玉露膏、金黄膏、冲和膏

成脓——切开排脓（低位切开，够大够深）

溃后——八二丹、红油膏提脓祛腐；生肌散、白玉膏生肌收口；垫棉疗法

3. 手发背的辨证论治

（1）内治（表 6–14）

表 6–14 手发背的辨证内治

证型	湿热壅阻证	气血不足证
治法	清热解毒，和营化湿	调补气血
方剂	五味消毒饮合仙方活命饮	托里消毒散

（2）外治

初起——玉露膏、金黄膏

成脓——切开排脓，八二丹药线引流，红油膏盖贴

脓尽——生肌散、白玉膏

4. 足发背的辨证论治

（1）内治

证型——湿热下注
治法——清热解毒，和营利湿
方剂——五神汤

（2）外治参照"手发背"。

第五节　有头疽

概念

1. 定义——有头疽是发生于肌肤间的急性化脓性疾病

2. 分类——百会疽（头顶）、鬓疽（鬓角）、额疽（额）、脑疽或对口疮或对口发（项部）、背疽或发背（脊背正中）、搭手（背部两侧）、蜂窝疽或缺盆疽（胸部）、膻中疽（膻中穴）、少腹疽（少腹部），以及太阴疽、石榴疽、臀疽、腿疽（四肢）等。

3. 临床特点★★★

初起皮肤上即有粟粒样脓头，焮热红肿胀痛，易向深部及四周扩散，脓头相继增多，溃后如莲蓬、蜂窝状，范围常超过 9～12cm，好发于项后、背部等皮肤厚韧之处
多见于中老年人及消渴病患者，容易发生内陷

4. 西医病名——痈

病因病机

情志内伤，气郁化火

劳伤精气，阴虚火旺 脏腑蕴毒 营卫不和

恣食厚味，湿热火毒 →气血凝滞

外感风温、湿热→毒邪凝聚肌肤 经络阻滞

诊断要点★★★

好发人群——中老年人、体弱和消渴病患者

好发部位——项、背部多见

症状 初期红肿结块，有多个粟粒样脓头，范围较大

溃后如蜂窝状，形成较大疮面

常伴高热、畏寒等

实验室检查——血白细胞总数及中性粒细胞比例增高，

脓培养多见金黄色葡萄球菌生长，消渴

病患者血糖水平升高

治疗★★★

1. 内治（表6-15）

表6-15 有头疽的辨证内治

证型	症状	治法	方剂
火毒凝结证	局部红肿高突，灼热疼痛，跟脚收束，迅速化脓脱腐，脓出黄稠，伴发热、口渴、尿赤，苔黄，脉数	清热泻火，和营托毒	黄连解毒汤合仙方活命饮

续表

证型	症状	治法	方剂
湿热壅滞证	局部症状同上，伴壮热、胸闷呕恶，苔腻，脉濡数	清热化湿，和营托毒	仙方活命饮
阴虚火炽证	多见于消渴患者，肿势平塌，跟脚散漫，皮色紫滞，脓腐难化，脓水稀少，疼痛剧烈，伴发热烦躁、口干唇燥，舌红、苔黄燥，脉细弦数	滋阴生津，清热托毒	竹叶黄芪汤
气虚毒滞证	多见于体弱者，肿势平塌，跟脚散漫，皮色灰暗不泽，化脓迟缓，腐肉难脱，脓液稀少，易成空腔，伴畏寒发热，或身热不扬，精神萎靡，面色少华，脉数无力	扶正托毒	八珍汤合仙方活命饮

2. 外治

初起未溃——金黄膏或千捶膏、冲和膏

酿脓期
├ 提脓祛腐——八二丹、七三丹，金黄膏；九一丹、红油膏
├ 引流不畅——药线引流
└ 成脓——手术扩创排毒，十字形或双十字形切开

收口期——生肌散、白玉膏

后期——垫棉法

3. 其他疗法

（1）糖尿病患者须控制血糖。

（2）可根据病情及脓液培养的结果选用抗生素治疗。

第六节 流 注

概念

1. 定义——流注是发于肌肉深部的急性化脓性疾病

2. 分类——暑湿流注、余毒流注、瘀血流注、髂窝流注

3. 临床特点★★★

好发于四肢躯干肌肉丰厚处的深部或髂窝部

发病急骤

局部漫肿疼痛，皮色如常

容易走窜，此处未愈，他处又起

4. 西医病名——脓血症、多发性肌肉深部脓肿及髂窝部
脓肿

髂窝流注与环跳疽的鉴别★★★

疼痛在髋关节部，可至臀部外突，大腿略向外旋，

患肢不能伸直和弯曲（髂窝流注是屈而难伸）

环跳疽

患侧漫肿上延腰胯，下及大腿

髋关节穿刺以助鉴别

治疗★★★

1. 内治（表 6 – 16）

表 6 – 16　流注的辨证内治

证型	余毒攻窜证	暑湿交阻证	瘀血凝滞证
症状	发病前有疔疮、痈、疖病史，局部漫肿疼痛，伴壮热、口渴，苔黄，脉滑数	多发于夏秋，局部漫肿疼痛，伴恶寒发热、头胀胸闷、周身酸痛，苔白腻，脉滑数	多有外伤史，局部漫肿疼痛，皮色微红，或是青紫，溃后脓中夹瘀血块，脉涩或数
治法	清热解毒，凉血通络	解毒清暑化湿	和营活血，祛瘀通络
方剂	黄连解毒汤合犀角地黄汤	清暑汤	活血散瘀汤

2. 外治

初期 {
　　肿而无块——金黄膏或玉露膏
　　肿而有块——太乙膏、红灵丹
脓熟——药线引流、切开扩创引流；垫棉法

第七节　发　颐

概念

1. 定义——发颐是热病后余毒结于颐颌间引起的急性化
　　　　　脓性疾病

2. 临床特点★

常发生于热病后期

多一侧发病，颐颌部肿胀疼痛，张口受限

全身症状明显

重者可发生内陷

3. 西医病名——化脓性腮腺炎

4. 诊断要点

多见于成年人，尤多见于热病及大手术后，或体弱者

单侧或双侧发病，颐颌间腮腺区红肿热痛明显，张口困难，化脓后有波动感

查患侧腮腺导管开口处红肿，压之有脓性分泌物溢出，发病急，伴高热、口渴等症

5. 鉴别诊断★

痄腮——多发生于 5～15 岁的儿童，常有本病接触史。
        发于颐颌之间，多为双侧性，色白漫肿，酸多
        痛少，不化脓

颈痈——颈痈多发生于颈部、颌下的一侧，虽可化脓，
        但无口内颊部导管开口处红肿

第八节 丹 毒

概念

1. 定义——丹毒是患部皮肤突然发红成片，色如涂丹的
        急性感染性疾病

2. 分类

> 内发丹毒——躯干
> 抱头火丹——头面部
> 流火——小腿足部
> 赤游丹毒——新生儿

3. 临床特点 ★★

> 病起突然，恶寒发热
> 局部皮肤突然变赤，色如丹涂脂染，焮热肿胀，边界清
> 　　楚，迅速扩大，数日内可渐愈，但易复发

4. 西医病名——丹毒

诊断要点 ★★★

> 好发于小腿和头面部，多有皮肤或黏膜破损病史
> 起病急骤，发展迅速，有恶寒发热、头痛骨楚等症
> 初起患部小片红斑，迅速蔓延成片，中间较淡，边界清
> 　　楚，高出皮面，灼热疼痛光亮，压之红退，指起即复，
> 　　一般不化脓，易反复发作，可形成象皮腿
> 血常规见白细胞总数及中性粒细胞百分比增高

鉴别诊断 ★★★

1. 与发鉴别——发局部红肿，但中间明显隆起而色深，
　　　　　　　　四周肿势较轻而色淡，边界不清，胀痛
　　　　　　　　呈持续性，化脓时跳痛，大多发生坏
　　　　　　　　死，化脓溃烂，一般不会反复发作

2. 与接触性皮炎鉴别

（1）接触史 $\begin{cases}丹毒——无 \\ 接触性皮炎——有\end{cases}$

（2）局部症状 $\begin{cases}丹毒——焮红肿胀，色如涂丹，灼热疼痛 \\ 接触性皮炎——红肿、水疱、丘疹，伴焮 \\ \qquad\qquad\qquad 热、瘙痒，多无疼痛\end{cases}$

（3）全身症状 $\begin{cases}丹毒——伴高热恶寒 \\ 接触性皮炎——一般无高热恶寒\end{cases}$

治疗★★

1. 内治（表 6-18）

表 6-18　丹毒的辨证内治

证型	风热毒蕴证	肝脾湿火证	湿热毒蕴证	胎火蕴毒证
症状	发于头面部，皮肤焮红灼热，肿胀疼痛，甚则发生水疱，眼胞肿胀难睁，伴恶寒、发热、头痛，舌质红、苔薄黄，脉浮数	发于胸腹腰胯部，皮肤红肿蔓延，摸之灼手，肿胀疼痛，伴口干口苦，舌红、苔黄腻，脉弦滑数	发于下肢，局部红赤肿胀，灼热疼痛，或见水疱、紫斑，甚至结毒化脓或皮肤坏死，或反复发作，可形成大脚风，伴发热、胃纳不香，苔黄腻，脉滑数	发于新生儿，多见于臀部，局部红肿灼热，常呈游走性，或伴壮热烦躁，甚则神昏谵语、呕吐
治法	疏风清热解毒	清肝泻火利湿	利湿清热解毒	凉血清热解毒
方剂	普济消毒饮	柴胡清肝汤、龙胆泻肝汤或化斑解毒汤	五神汤合萆薢渗湿汤	犀角地黄汤合黄连解毒汤

2. 外治

外敷法——玉露散或金黄散调敷，或用新鲜草药捣烂湿敷

砭镰法——患处消毒后，用七星针或三棱针叩刺患部皮
肤，放血泄毒。此法只适用于下肢复发性丹
毒，禁用于赤游丹毒、抱头火丹患者

结毒成脓——小切口引流，掺九一丹，外敷红油膏

预防★★

休息，多饮水，床边隔离

流火者抬高患者30°～40°

肌肤破损防感染，治疗脚湿气，勿劳累

第九节　无头疽

无头疽的概念

1. 定义——无头疽是发生于骨与关节间的急、慢性化脓
性疾病的统称

2. 分类——附骨疽、环跳疽

3. 西医病名——急、慢性化脓性骨髓炎，化脓性关节炎

附骨疽的概念

1. 定义——附骨疽是一种毒气深沉，附着于骨的化脓性
疾病

2. 分类——附骨疽、咬骨疽、股胫疽

3. 临床特点★★

> 儿童多见
>
> 多发于四肢长骨
>
> 局部胖肿，附筋着骨，推之不易，溃后脓水淋漓，不易收口，可形成窦道，损伤筋骨

4. 西医病名——急、慢性化脓性骨髓炎

附骨疽的辅助检查★★

1. 血常规

> 白细胞总数及中性粒细胞比例增高
>
> 病久者红细胞总数及血红蛋白含量降低

2. 培养——血液、局部穿刺液细菌培养呈阳性

3. 其他——X 线摄片（发病 2 周后显示）、CT、^{99m}锝 – MDP、^{67}镓骨显像检查有助诊断

附骨疽与流痰的鉴别★★

1. 好发部位 { 附骨疽——四肢长骨 / 流痰——骨关节间 }

2. 初期症状 { 附骨疽——四肢持续剧痛，疼痛彻骨 / 流痰——局部和全身症状不明显，化脓迟缓 }

3. 溃后 { 附骨疽——可探及粗糙朽骨 / 流痰——脓水清晰，夹有败絮样，常造成残疾 }

附骨疽与流注的鉴别★★

1. 好发部位 { 附骨疽——四肢长骨 / 流注——肌肉丰厚处 }

2. 初期症状 $\begin{cases} 附骨疽——四肢持续剧痛，疼痛彻骨 \\ 流注——漫肿不红，发无固定，疼痛较轻 \end{cases}$

3. 溃后 $\begin{cases} 附骨疽——触及或排出朽骨，迁延难愈 \\ 流注——不损筋骨，容易愈合 \end{cases}$

附骨疽的治疗 ★★★

1. 内治（表6-19）

表6-19　附骨疽的辨证内治

症型	湿热瘀阻证	热毒炽盛证	脓毒蚀骨证
症状	患肢疼痛彻骨，不能活动，继则局部胖肿，皮色不变，按之灼热，骨压痛和叩击痛，伴寒战高热，舌苔黄，脉数	患肢胖肿，疼痛剧烈，皮肤焮红灼热，内已酿脓，伴高热，舌苔黄腻，脉洪数	溃后脓水淋漓，久则形成窦道，患肢肌肉萎缩，可触及粗糙朽骨，可伴乏力、神疲、低热，脉滑细数
治法	清热化湿，行瘀通络	清热化湿，和营脱毒	调补气血，清化余毒
方剂	仙方活命饮合五神汤	黄连解毒汤合仙方活命饮	八珍汤合六味地黄丸

2. 外治

$\begin{cases} 初期——以金黄膏或玉露膏外敷 \\ 脓成——切开引流 \\ 溃后——以药线引流 \\ 脓尽——用生肌散、白玉膏 \\ 窦道形成 \begin{cases} 用千金散或五五丹药线腐蚀 \\ 有死骨应取出 \end{cases} \end{cases}$

3. 西医——抗生素和支持疗法

环跳疽的定义 ★

环跳疽是发生于环跳穴（髋关节）的急性化脓性疾病。又称股阴疽。

本病相当于西医的化脓性髋关节炎。

环跳疽的诊断 ★

1. **临床特点**
   好发于儿童，男多于女
   发病急骤，局部漫肿疼痛，影响关节屈伸，溃后难敛，易成残疾。全身症状严重

2. **实验室及辅助检查**
   血常规
   X 线摄片
   血液及关节腔穿刺液细菌培养及药敏试验

第十节 走黄与内陷

概念

1. **定义**——走黄与内陷为疮疡阳证疾病过程中，因火毒炽盛，毒邪走散，或正气不足，正不胜邪，客于营血，内攻脏腑引起的危重病证

2. **分类**
   走黄——继发于疔疮
   内陷——疽毒或除疔疮以外的其他疮疡引起者

   毒盛期——火陷
   溃脓期——干陷
   收口期——虚陷

3. **西医病名**——全身性急性化脓性疾病

走黄的诊断要点★★★

多有疔疮病史

原发病灶处忽然疮顶陷黑无脓，肿势弥漫，迅速向四周
扩散，皮色暗红不鲜

全身寒战、高热，头痛，烦躁，便秘，溲赤，甚则神昏谵语

内陷的诊断要点★★★

多发生于项、背部范围较大的有头疽，或其他疮疡过程
中，年老体弱或消渴病患者易于发生

忽然疮顶平塌，肿势散漫，疮色紫滞或晦暗，疮面脓少
或干枯无脓，脓水灰薄或偶带绿色，腐肉虽脱而创面
忽变光白板亮，新肉不生，局部灼热剧痛，或闷胀疼
痛或不痛

寒战高热，烦躁不安，甚则神昏谵语、气粗喘急等

走黄的治疗★★★

1. 内治

毒盛入血证——凉血清热解毒

——犀角地黄汤、黄连解毒汤、五味消毒饮
三方合并加减

2. 外治

根据不同疔疮的原发病灶，选择相应的外治法。

颜面疔疮
早期——药物外敷以箍肿消毒，避免毒邪走散
中期——及时切开
后期——引流通畅

烂疗——及时清除坏死组织，清除异物，引流通畅

3. 其他疗法

及时、彻底处理原发病灶
早期足量应用敏感、广谱抗生素
支持疗法，补充血容量，纠正低蛋白血症等
对症处理，控制高热，维持水、电解质平衡
治疗全身性疾病，保护重要脏器功能

内陷的治疗★★★

1. 内治（表6-20）

表6-20　内陷的辨证内治

证型	邪甚热极证（火陷证）	正虚邪盛证（干陷证）	脾肾阳衰证（虚陷证）	阴伤胃败证（虚陷证）
症状	毒盛期，局部疮顶不高，根盘散漫，疮色紫滞，干枯无脓，灼热剧痛，伴壮热口渴、烦躁不安、神昏谵语、便秘溲赤，舌红绛苔黄腻或燥，脉洪数、滑数或弦数	溃脓期，疮面腐烂，脓少而薄，疮色灰暗，闷胀疼痛或微痛，伴发热恶寒、神疲、食少自汗、神昏谵语、气息急促，舌质淡，脉沉细	收口期，肿退腐脱，脓水灰薄，新肉不生，光白板亮，不知疼痛，伴虚热不退、形神委顿、饮食日减、腹痛便泄、肢冷自汗、气息低促，舌淡红、苔薄白或无苔，脉沉细或虚大无力	收口期，局部症状同脾肾阳衰证，伴舌生糜、纳少口干，舌质红绛、舌光如镜，脉象细数

续表

证型	邪甚热极证（火陷证）	正虚邪盛证（干陷证）	脾肾阳衰证（虚陷证）	阴伤胃败证（虚陷证）
治法	凉血清热解毒，养阴清心开窍	补益气血，托毒透邪，佐以清心安神	温补脾肾	生津养胃
方剂	清营汤合黄连解毒汤、安宫牛黄丸、紫雪丹，加皂角刺	托里消毒散安宫牛黄丸	附子理中汤	益胃汤

2. 外治 根据原发病灶的不同，选择相应的外治法。

3. 其他疗法 参照"走黄"。

走黄和内陷的预防与护理★★★

1. 预防——疔疮尤其是颜面部疔疮忌挤压、碰伤，忌过早切开、艾灸

2. 调护——密切观察，清洁通风，充分休息，降温退烧，防止感冒，饮食清淡，注意营养

第十一节 流 痰

概念

1. 定义——流痰是一种发于骨与关节间的慢性化脓性疾病

2. 临床诊断★★★

> 好发于儿童与青少年
>
> 多见于骨与关节，以脊椎为最多，其次为下肢，再次为
> 上肢
>
> 起病慢，初起不红不热，漫肿酸痛，化脓迟缓，溃后脓
> 水清稀夹有败絮状物，不易收口，易成窦道，伴潮热
> 盗汗、神疲乏力等
>
> 常损伤筋骨，轻则形成残疾，重则危及生命

3. 西医病名——骨与关节结核

病因病机

> 内因——正虚（脾肾亏虚）
> 诱因——外感和损伤

治疗★★★

1. 内治（表6-21）

> 治疗原则 { 扶正祛邪，审虚实、察寒热，分证辨治
> 常规配合抗结核药物治疗及对症处理

表6-21 流痰辨证内治

证型	寒痰凝聚证	阴虚内热证	肝肾亏虚证	气血两虚证
病期	初期	成脓期	溃后期	溃后期
治法	补肾温经，散寒化痰	养阴清热托毒	补益肝肾	补气养血
方剂	阳和汤	六味地黄丸合清骨散	左归丸合香贝养荣汤	人参养荣汤或十全大补汤

2. 外治

初期——回阳玉龙膏或阳和解凝膏掺桂麝散或黑退消敷贴

成脓——切开排脓

溃后——五五丹药线或白降丹或千金散黏附在药线上引
流，收口时改掺生肌散，袋脓者宜进行扩创

3. 其他疗法

抗结核药

局部制动

病灶清除术

第十二节 瘰 疬

概念

1. 定义——瘰疬是一种发于颈部的慢性化脓性疾病

2. 临床特点

多见于体弱儿童或青年女性

好发于颈部两侧，病程进展缓慢

诊断要点 ★★

初起——结核如豆，不红不痛，缓缓增大，窜生多个，
相互融合成串

成脓时——皮色转为暗红

溃后——脓水清稀，夹有败絮状物质，此愈彼溃，经久
难敛，易成窦道

瘰疬与臀核的鉴别★★

1. **病史** ┤ 瘰疬——有虚劳病史
　　　　　└ 臀核——有皮损或生疮史

2. **肿块** ┤ 瘰疬——多个窜生，相互融合
　　　　　└ 臀核——单个发生，边界清楚

3. **病证** ┤ 瘰疬——发病缓慢，疼痛不显，脓出稀薄，伴
　　　　　│　　　　阴虚症状
　　　　　└ 臀核——发病迅速，压之疼痛，很少化脓，一
　　　　　　　　　　般无全身症状

瘰疬与失荣的鉴别★★

1. **发病年龄** ┤ 瘰疬——儿童或青年
　　　　　　　└ 失荣——中老年

2. **部位** ┤ 瘰疬——颈部两侧
　　　　　└ 失荣——耳之前后及项间

3. **症状** ┤ 瘰疬 ┤ 结核如豆，缓缓增大，不红不瘰疬窜生多
　　　　　│　　　│　个，融合成窜
　　　　　│　　　└ 成脓时皮色暗红，溃后脓水清稀，夹有败絮
　　　　　└ 失荣 ┤ 结核形如堆栗，按之坚硬，推之不移
　　　　　　　　└ 溃后疮面如石榴样或菜花样，血水淋漓

4. **预后** ┤ 瘰疬——不危及生命
　　　　　└ 失荣——常危及生命

治疗★★★

治疗原则 { 扶正祛邪
形成窦道，用腐蚀药或扩创
配合抗结核西药治疗

1. 内治（表6-22）

表6-22 瘰疬的辨证内治

证型	气滞痰凝证	阴虚火旺证	气血两虚证
症状	瘰疬初期，肿块坚实，舌淡、苔腻，脉弦滑	核块渐大，皮核相连，皮色转暗红，伴午后潮热、夜间盗汗，舌红、少苔，脉细数	疮口脓出清稀，夹有败絮样物，伴形体消瘦、精神倦怠、面色无华，舌淡、苔薄，脉细
治法	疏肝理气，化痰散结	滋阴降火	益气养血
方剂	逍遥散合二陈汤	知柏地黄汤	香贝养荣汤

2. 外治

初期——冲和膏或阳和解凝膏掺黑退消
中期——潜行性穿刺抽脓、冲洗；或切开引流
后期——分阶段祛腐生肌；形成空腔，采用垫棉法；出现窦道时药线引流，或扩创手术

特殊疗法★★

1. 针刺——直接刺入病变淋巴结，适用于初期，对已成脓的不宜应用

2. 拔核疗法——可使结核脱落，用于肿块日久不内消、病位浅在、体质较好的患者

第十三节　褥　疮

概念

定义——褥疮是指长期卧床不起的患者，由于躯体的重压与摩擦而引起的皮肤溃烂。又称席疮。

诊断★★★

1. 临床特点

好发于受压和摩擦的部位，如骶尾部、髋部、髂部、足
　跟部、脊背部
局部溃烂，腐烂流脓，经久不愈

2. 实验室及辅助检查——疮面脓液细菌培养及药敏试验

治疗★★★

治疗原则——外治为主，配合内治，积极治疗全身疾病

1. 内治（表6-23）

表6-23　褥疮辨证内治

证型	气滞血瘀证	蕴毒腐溃证	气血两虚证
治法	理气活血	益气养阴，理气托毒	补益气血，托毒生肌
方剂	血府逐瘀汤	生脉散、透脓散	托里消毒散

2. 外治

初起——涂擦红灵酒
溃后——修剪坏死组织，腐烂处用九一丹、红油膏纱布
脓尽——生肌散、生肌玉红膏，必要时加用垫棉法

预防★★★

1. 对长期卧床患者应加强受压部位的皮肤护理，如清洁、干燥、定时翻身。
2. 加强饮食营养，积极治疗全身疾病。

第十四节　窦　道

概念

定义——窦道是一种只有外口而无内口的病理性盲道。
　　　属中医漏管范畴

病因病机★★★

多由手术外伤，或局部残留异物，感受邪毒，导致局部气血凝滞，经络阻塞，热盛肉腐化脓而成。

诊断★★★

1. 临床特点

管道由深部组织通向体表
有一个或多个外口
管道长短不一，或直或弯

2. 实验室及辅助检查

$$\left\{\begin{array}{l}\text{球头银丝}\\ \text{X 线窦道造影、B 超、CT}\\ \text{脓液细菌培养加药敏试验}\end{array}\right.$$

治疗

治疗原则——外治为主，配合内治

1. 内治（表 6 - 24）

表 6 - 24　窦道辨证内治

证型	余毒未清证	气血两虚证
治法	清热和营托毒	益气养血，和营托毒
方剂	仙方活命饮	托里消毒散

2. 外治★★★

（1）腐蚀法 $\left\{\begin{array}{l}\text{五五丹、千金散蚀管拔毒}\\ \text{红油膏、太乙膏盖贴}\end{array}\right.$

（2）垫棉法——适用于生肌收口阶段

（3）扩创法——适用于脓液引流不畅，窦道部位允许扩创者

（4）冲洗法 $\left\{\begin{array}{l}\text{适用于手术后形成的窦道，管道狭长，药线}\\ \text{无法引流到位，又不宜扩创者}\\ \text{输液管加注射器注入清热解毒祛腐药}\end{array}\right.$

（5）切除法——手术完整切除窦道壁的纤维组织

第七章 ▶ 乳房疾病

★★★掌握：乳房疾病的正确检查方法；乳痈辨证论治的要点；粉刺性乳痈的临床特点和辨证论治；乳痨的临床特点与鉴别诊断；乳癖的诊断、鉴别诊断和辨证内治；乳疬的诊断要点和鉴别诊断；乳核与乳岩、乳癖的鉴别；乳岩的诊断和鉴别诊断

★★熟悉：乳房疾病的辨证要点和治疗；乳痈的病因病机；乳痈的预防与调护；粉刺性乳痈的病因病机；乳痨的病因病机与治疗；乳癖的病因病机；乳疬的病因病机和辨证内治；乳核的病因病机和治疗；乳岩的病因病机和治疗

★了解：乳发的临床诊治特点；粉刺性乳痈的预防与调护；乳痨的预防与调护；乳癖的预防与调护；乳岩的预防与调护；乳衄的临床诊治特点

📖 **重点提示**

概 述

乳房与脏腑经络的关系

《妇科玉尺·妇女杂病》："妇人之疾，关系最钜者，则莫如乳。"

1. 解剖位置 胸前第二和第六肋骨水平之间：分乳房、乳晕、乳头、乳络。

2. 与经络的关系 乳房与肝、胃、肾经及冲任二脉有密切联系。

病因病机

肝胃郁热、肝气郁结、肝肾不足、阴虚痰凝

辨证要点★★ （表7-1）

表7-1 乳房疾病的辨证要点

证型	肝郁胃热	肝气郁结	肝肾不足	阴虚痰凝
症状	局部红肿热痛，成脓时剧痛	局部肿核形如桃李，质地坚实或硬，表面光滑，推之可动或固定不移	局部肿物，与发育、月经、妊娠有关。胀痛常在经前加重	乳房肿块，皮色不变，微微作痛，化脓迟缓，脓水清稀

续表

证型	肝郁胃热	肝气郁结	肝肾不足	阴虚痰凝
伴有症状	恶寒发热，口渴欲饮	胸闷不舒，心烦易怒，月经不调	头晕耳鸣，腰酸乏力，月经不调	午后潮热，夜间盗汗，形瘦食少
苔脉	苔白或黄，脉弦	苔薄白，脉弦滑	苔薄白，脉细数	红，脉细数

乳房疾病的检查方法 ★★★

1. 乳房肿块检查法

（1）望诊

乳房形状、大小、表面有无突起或凹陷

乳头位置（内缩或抬高）

乳房皮肤

乳房浅表静脉

（2）触诊

检查方法——四指并拢，指腹平放乳上轻柔触摸

顺序——先触按整个乳房，然后按内上、外上、外下、内下象限，再按乳晕部、腋窝、锁骨下及锁骨上区域顺序触摸

（3）注意点

肿块——位置、形状、数目、大小、质地、边界、表面情况、活动度及有无压痛、是否与皮肤粘连

检查时间——月经来潮的第7～10天

2. 腋窝及锁骨上、下淋巴结检查方法

$$\left\{\begin{array}{l}\text{医生从前面用左手检查患者右侧，用右手检查患者左侧}\\\text{患者上臂靠近胸壁，前臂松弛放在检查手臂或桌上}\\\text{先查腋窝，后查锁骨上及锁骨下区域}\end{array}\right.$$

3. 辅助检查——钼靶 X 线检查、超声检查、磁共振、病理检查

▲辨证治疗★★

1. 内治（表 7-2）

表 7-2　乳房疾病内治法

证型	疏风解表法	疏肝清热法	扶正托毒法	解郁化痰法	调摄冲任法	滋阴化痰法
症状	结块肿痛，伴恶寒发热，苔薄白，脉浮数	局部红肿高突，灼热疼痛，伴壮热口渴、尿赤便秘，苔黄，脉弦数	脓成难溃，或溃后脓水清稀，疮形平塌，漫肿不收，日久不易破溃，隐隐作痛，或溃后脓水清稀，久不收口，舌淡红，脉沉细	乳中结核，伴胸闷不舒、心烦易怒，苔白腻，脉弦滑	乳房结块发生、发展与月经、妊娠有关，伴头晕耳鸣、腰酸肢软，或月经不调，苔薄，脉弦细数	乳房结块初起皮色不变，化脓迟缓，溃后脓水清稀，伴午后潮热、夜间盗汗，舌质红、苔薄，脉细数
方剂	瓜蒌牛蒡汤、银翘散	内疏黄连汤、柴胡清肝散	托里透脓汤、托里消毒散	开郁散、逍遥蒌贝散、小金丹	二仙汤、右归饮、六味地黄丸	消疬丸、清骨散

2. 外治法

（1）贴敷

$\left\{\begin{array}{l}\text{阳证——清热解毒，活血消肿——金黄（散）膏}\\\text{阴证——阳和解凝膏掺桂麝散或黑退散}\\\text{脓破——提脓祛腐——八二丹、九一丹}\\\text{脓尽腐脱——生肌散、生肌玉红膏}\end{array}\right.$

（2）手术

第一节　乳　痈

概念

1. 定义——乳痈是发生在乳房部最常见的急性化脓性
　　　　　疾病

2. 分类——外吹乳痈（哺乳期）、内吹乳痈（妊娠期）、
　　　　　不乳儿乳痈（非哺乳期非妊娠期）

3. 临床特点

$\left\{\begin{array}{l}\text{乳房局部结块、红肿热痛}\\\text{常发于产后未满月的哺乳妇女，初产妇多见}\end{array}\right.$

4. 西医病名——急性化脓性乳腺炎

病因病机★★

$\left.\begin{array}{l}\text{乳汁淤积}\\\text{肝郁胃热}\\\text{外邪侵袭}\end{array}\right\}$乳络闭阻，气血凝滞，热盛肉腐而化脓

诊断要点★★★

产后哺乳期妇女，乳头破碎

乳房胀痛，局部红肿结块，7～10天可成脓

脓肿成熟可溃破流脓

伴发热恶寒

血常规、C反应蛋白、脓培养、B超检查有助于明确病情

鉴别诊断★★★

1. 粉刺性乳痈

发于非哺乳非妊娠期，可伴有先天性乳头凹陷畸形

乳头常有白色粉渣样物溢出

局部红肿热痛程度和全身症状通常比乳痈轻

溃后脓液中夹有粉渣样物质，不易收口，可反复发作

2. 炎性乳腺癌

多见于青年妇女，尤在妊娠期和哺乳期

患乳迅速增大，累及乳房1/3以上，下部为甚

皮肤呈暗红色，呈橘皮样

同侧腋窝淋巴结肿大，质硬固定

治疗★★★

治疗原则——及早处理，以消为贵；注重理气疏络，避免过用寒凉

1. 内治（表7－3）

表7－3　乳痈的辨证内治

证型	肝胃郁热证	热毒炽盛证	正虚邪滞证	气血凝滞
症状	乳房肿痛，结块或有或无，皮色不变或微红，伴恶寒发热，苔薄，脉数	乳房肿痛，皮肤焮红灼热，肿块变软，有应指感，或切开排脓后引流不畅，红肿热痛不消，伴壮热不退，舌红、苔黄腻，脉洪数	溃脓后乳房肿痛减轻，脓液清稀，淋漓不尽，日久不愈，或从疮口溢出，舌淡、苔薄，脉细	乳房结块质硬，皮色不变或暗红，日久不消，舌正常或瘀暗、苔薄白，脉弦涩
治法	肝清胃，通乳消肿	清热解毒，托里透脓	益气和营，托毒生肌	疏肝活血，温阳散结
方剂	瓜蒌牛蒡汤	五味消毒饮合透脓散	托里消毒散	四逆散

2. 外治

初起——手法按摩，外敷金黄散、玉露散等

成脓——切开排脓

溃后——药线蘸八二丹或九一丹提脓拔毒，脓净后改用生肌散

3. 其他疗法——出现热毒内攻脏腑危象时，加用抗生素

预防与调护★★

妊娠后期经常用温开水清洗乳头

培养良好的哺乳习惯

忌食辛辣炙煿之品，不过食膏粱厚味

保持心情舒畅

高热时要卧床休息，必要时物理降温

患乳用三角巾或乳罩托起，减少疼痛，防止袋脓

附：乳发

乳发的临床诊治特点★

1. **定义**——乳发是发生在乳房部且容易腐烂坏死的急性
   化脓性疾病

2. **西医病名**——相当于西医的乳房部蜂窝织炎或乳房
   坏疽

3. **临床特点**——病变范围较乳痈大，局部焮红漫肿疼痛，
   迅速出现皮肉腐烂，症情较重，甚至可
   发生热毒内攻。多发生于哺乳期妇女

4. **治疗**

初起治宜清肝泻火，解毒利湿，方用龙胆泻肝汤加减

外治可参照"乳痈"

必要时加用抗生素，可首选青霉素类

第二节　粉刺性乳痈

概念

1. 临床特点 ★★★

  多在非哺乳期或非妊娠期发病

  常有乳头凹陷或溢液，初起肿块多位于乳晕部，破溃后

    脓中夹有脂质样物质

  易反复发作，形成瘘管，经久难愈

  全身反应轻

2. 西医病名——浆细胞性乳腺炎、肉芽肿性乳腺炎、乳
            腺导管扩张症

病因病机 ★★

乳头凹陷畸形，肝郁气滞，气血瘀滞，郁蒸酿脓，溃后
容易成漏。

诊断要点 ★★★

1. 诊断要点

  非哺乳期、非妊娠期发病

  乳头溢液、乳房肿块、乳瘘

2. 辅助检查——乳腺 B 超、磁共振；乳头溢液涂片；病
            灶空芯针穿刺组织病理学检查

鉴别诊断 ★★★

与乳腺癌、乳晕部疖肿、导管内乳头状瘤等鉴别。

治疗★★★

1. 内治（表7-4）

表7-4　粉刺性乳痈的辨证内治

证型	肝经蕴热证	余毒未清证
症状	乳头溢液或乳头凹陷有粉刺样物溢出，乳房结块红肿疼痛，舌质红、苔黄腻，脉弦数或滑数	脓肿自溃或切开后久不收口，脓水淋漓，形成乳漏，时发时敛，局部有僵硬肿块，舌质淡红或红、苔薄黄，脉弦
治法	疏肝清热，活血消肿	益气扶正，和营托毒
方剂	柴胡清肝汤	托里消毒散

2. 外治

初起——金黄膏外敷

成脓——切开引流，术后创口用八二丹药捻引流，红油膏或金黄膏盖贴

复杂性瘘管或多发脓肿——宜切开扩创，切开瘘管或脓腔，清除坏死组织。可根据情况选用乳头矫形法、拖线法及垫棉法

3. 其他疗法

病灶局限者可行乳腺区段切除术，感染严重时可酌情加用抗生素、糖皮质激素治疗。

预防与调护★

保持乳头清洁

避免乳房受到外力撞击

保持心情舒畅

忌食海鲜辛辣炙煿之物

第三节　乳　痨

概念

1. 临床特点★★★

病情进展缓慢，好发于 20～40 岁已婚体弱妇女

初起乳房内有单个或数个结块如梅李，边界不清，硬而
不坚；日久渐大，皮肉相连；溃后脓液清稀，但杂有
败絮样物

常伴阴虚内热之证

2. 西医病名——乳房结核

病因病机★★

肺肾阴虚

肝郁化火 ⎰炼液为痰

脾失健运——痰湿内生 ⎰阻滞乳络

诊断要点

1. 症状——初起乳中单个或数个结块，大小不等，边界
不清；病程长，经数月，结块逐渐增大，与

皮肤相连成脓；脓出稀薄呈败絮样样，日久
成瘘。伴有身体瘦弱、潮热盗汗等全身症状

2. 实验室检查

活动期血沉加快，结核菌素试验阳性
脓液涂片可找到结核杆菌
病理切片检查

鉴别诊断★★★

与乳岩、粉刺性乳痈鉴别，参见表7－9。

治疗★★

治疗原则 解郁化痰、软坚散结、养阴清热
常规应用抗结核药物

1. 内治（表7－5）

表7－5　乳痨的辨证内治

证型	气滞痰凝证	正虚邪恋证	阴虚痰热证
症状	多见于初起阶段。乳房肿块形如梅李，质地硬韧，不痛或微痛，推之可动，苔薄腻，脉弦滑	多见于化脓或溃后阶段。乳房结块渐大，皮色暗红，肿块变软，溃后脓水稀薄，夹絮状物，日久不敛，伴有窦道，舌淡、苔薄白，脉虚无力	溃后脓出稀薄，夹絮状物，形成窦道，久不愈合，伴潮热颧红、干咳，舌质红、苔少，脉细数
治法	疏肝解郁，滋阴化痰	托里透脓	养阴清热
方剂	开郁散合消瘰丸	托里消毒散	六味地黄汤合清骨散

2. 外治

初起——阳和解凝膏掺桂麝散或黑退消敷贴

成脓——切开排脓

溃后 ┌ 七三丹、八二丹药线引流，红油膏盖贴
　　　├ 腐脱肉鲜者，改用生肌散、生肌玉红膏
　　　└ 形成漏管者，用白降丹或红升丹药捻条插入，脓
　　　　　 尽后改用生肌散

3. 其他疗法

抗结核药常选异烟肼、利福平、乙胺丁醇联合用药

小金丹、内消瘰疬丸

预防与调护 ★

保持心情舒畅

增加营养食物，忌食鱼腥发物、辛辣刺激之品

积极治疗其他部位的虚痨病变

附：乳漏

乳漏的临床诊治特点 ★

1. 定义——发生于乳房部或乳晕部的脓肿溃破后，久不
　　　　　 收口而形成管道者，称为乳漏（瘘）

2. 临床特点——疮口脓水淋漓，或杂有乳汁或豆渣样分
　　　　　　　 泌物，经久不愈

3. 治疗

治疗的关键是要了解漏管管道的走向及分支情况，以外
治为主，内治为辅。乳痨所致的乳漏，应配合抗痨药物治疗。

内治——余毒未清者治宜清热解毒，方用银花甘草汤；

正虚毒恋者治宜扶正托毒，方用托里消毒散；

阴虚痰热者治宜养阴清热，方用六味地黄丸合清骨散

外治——先用提脓祛腐药，如八二丹或七三丹药捻，外敷红油膏。脓尽后改用生肌散、生肌玉红膏。浅层漏管及腐蚀法失败者可采用切开疗法

第四节　乳　癖

概念

1. 定义——乳癖是指乳腺组织的非炎症也非肿瘤的良性增生性疾病

2. 临床特点★★★

好发于 25～45 岁中青年妇女

单侧或双侧乳房疼痛并出现肿块，乳房肿块大小不等、形态不一、边界不清、质地不硬，活动度好

乳痛和肿块与月经周期及情志变化密切相关

3. 西医病名——乳腺增生病

病因病机 ★★

冲任失调——乳失所养

脾肾阳虚——痰湿内生　}→气滞痰凝→乳痛、肿块

肝气郁结——气机阻滞

诊断要点 ★★★

1. 乳房检查触及大小不一、质地柔韧、边界不清，形态

不一的片状肿块，活动，不粘连，或有结节如砂粒、豆粒或条索状结块。

2. 肿块及乳房疼痛经前加剧，经后明显减轻。

鉴别诊断★★★

与乳岩、乳岩鉴别，参见表7-9。

治疗

治疗原则——止痛与消块

1. 内治★★★（表7-6）

表7-6 乳癖的辨证内治

证型	肝郁痰凝证	冲任失调证
症状	多见于青壮年妇女，乳房肿块随喜怒消长，苔薄黄，脉弦滑	多见于中年妇女，乳房肿块月经前加重，经后减缓，苔白，脉沉细
治法	疏肝解郁，化痰散结	调摄冲任
方剂	逍遥蒌贝散	二仙汤合四物汤

2. 外治——阳和解凝膏掺黑退消或桂麝散盖贴；或用大黄粉以醋调敷

预防与调护★★

保持心情舒畅，情绪稳定
控制高脂肪类食物的摄入
及时治疗月经失调等妇科疾患和其他内分泌疾病
对发病高危人群要重视定期检查

第五节 乳疬

概念

1. 定义——乳疬是指男女儿童或中老年男性在乳晕部出现的疼痛性结块

2. 临床特点 ★★★

- 发生于男孩（13～17 岁）、女孩（＜10 岁）或中老年男性（50～70 岁）
- 乳晕中央扁圆形肿块，质地中等，有轻压痛

3. 西医病名——乳房异常发育症

病因病机 ★★

- 男孩——肾气不充，肝失所养
- 女孩——冲任失调，气滞痰凝
- 中老年男性——年高肾亏，或情志不畅，痰火互结

诊断要点 ★★★

- 一侧或双侧乳晕下扁圆形肿块，质地中等或稍硬，边缘清楚，活动良好，局部轻压痛或胀痛感
- 乳房肥大
- 肝功能、性激素等检测，乳房、卵巢、睾丸、前列腺等超声检查

鉴别诊断 ★★★

注意与男性乳岩鉴别。

治疗

1. 内治★★ （表7-7）

表7-7 乳疬的辨证内治

证型	肝气郁结证	肾气亏虚证	
		偏肾阳虚	偏肾阴虚
症状	性情急躁，遇事易怒，乳房肿块疼痛，触痛明显，胸胁牵痛，舌红，脉弦	多见于中老年人，轻者多无全身症状	
		面色淡白，腰腿酸软，易倦怠，舌淡、苔白，脉沉弱	头目眩晕，五心烦热，眠少梦多，舌红、苔少，脉弦细
治法	疏肝散结	补益肾气	
方剂	逍遥蒌贝散	右归丸加小金丹	左归丸加小金丹

2. 外治——阳和解凝膏掺黑退消或桂麝散敷贴

第六节 乳 核

概念

1. **定义**——乳核是指乳腺小叶内纤维组织和腺上皮的良性肿瘤
2. **临床特点★★★**
   好发于青年妇女（20~25岁）
   乳中结核，形如丸卵，边界清楚，表面光滑，推之活动
3. **西医病名**——乳腺纤维腺瘤

病因病机★★

情志内伤→气滞痰凝　　　　}→乳核
冲任失调→气滞血瘀痰凝

诊断要点 ★★★

好发于青年妇女

肿块常单个发生，或可见多个在单侧或双侧乳房内同时或先后出现。肿块形状呈圆形或椭圆形，大小不一，边界清楚，质地坚实，表面光滑，活动度大，触诊常有滑脱感。肿块一般无疼痛感，少数可有轻微胀痛，但与月经无关。肿块一般生长缓慢，妊娠期可迅速增大，应排除恶变可能

辅助检查——B超、钼靶X线摄片

鉴别诊断 ★★★

与乳癖、乳岩鉴别，参见表7-9。

治疗 ★★

治疗原则——单发手术为宜，多发或复发性者可加中药治疗

1. 内治（表7-8）

表7-8　乳核的辨证内治

证型	肝气郁结证	血瘀痰凝证
症状	肿块较小，发展缓慢，不红不热，不觉疼痛，推之可移，苔薄白，脉弦	肿块较大，坚硬木实，重坠不适，舌质暗红、苔薄腻，脉弦滑或弦细
治法	疏肝解郁，化痰散结	疏肝活血，化痰散结
方剂	逍遥散	逍遥散合桃红四物汤

2. 外治——阳和解凝膏掺黑退消外贴

其他治疗 ★★

手术切除

第七节 乳 岩

概念

1. 定义——乳岩是指发生在乳房部的恶性肿瘤

2. 分类 $\begin{cases} \text{一般类型} \\ \text{特殊类型（炎性癌、湿疹样癌）} \end{cases}$

3. 临床特点★★★

$\begin{cases} \text{乳房肿块，质地坚硬，凹凸不平，边界不清，推之不移，} \\ \quad \text{按之不痛，或乳窍溢血} \\ \text{晚期溃烂则凸如泛莲或菜花} \end{cases}$

4. 西医病名——乳腺癌

病因病机★★

情志失调、饮食不节、冲任不调或先天禀赋不足→机体阴阳平衡失调、脏腑失和→乳岩

诊断要点★★★

$\begin{cases} \text{好发于 40～60 岁，绝经期妇女发病率较高，男性少见} \\ \text{早期——乳房内单发无痛性肿块，边界不清，质地坚硬，} \\ \qquad\quad \text{表面不光滑，不易推动，常与皮肤粘连而呈} \\ \qquad\quad \text{现酒窝征} \\ \text{后期——随着肿块逐渐增大，可产生不同程度的疼痛，} \\ \qquad\quad \text{皮肤可呈橘皮样改变；乳头内缩或抬高} \\ \text{晚期——乳房肿块色红高突，溃烂后疮口边缘不整齐，} \\ \qquad\quad \text{中央凹陷似岩穴，有时外翻似菜花} \\ \text{辅助检查——乳房 B 超、钼靶 X 线摄片及磁共振检查是} \\ \qquad\qquad \text{诊断的重要依据；病理检查是确诊依据} \end{cases}$

鉴别诊断★★★（表7-9）

表7-9　常见乳房肿块的鉴别

鉴别	乳腺纤维腺瘤（乳核）	乳腺大导管内乳头状瘤（乳衄）	乳腺癌（乳岩）	乳腺增生病（乳癖）	乳房结核（乳痨）
好发年龄	20~25岁	40~50岁	40~60岁	30~45岁	20~40岁
肿块特点	大多为单个，也可有多个，圆形或卵圆，边界清楚，质地坚实，生长比较缓慢	多在乳晕部，单个，绿豆大小，圆形，边缘清楚，质地软或中等	多为单个，形状不规则，边缘不清，质地硬或不均匀，生长速度较快	常为多个，双侧乳房散在分布，形状多样（片状、结节、条索），边界清或不清，质地软或韧或有囊性感	肿块可一个或数个，质地实，边界不清，初起皮色不变，以后可有暗红、质软，化脓溃破。常有其他部位结核病史
疼痛	无	可有压痛	少数有疼痛	明显胀痛，多有周期性或与情绪变化有关	无或轻微
与皮肤疾周围组织粘连情况	无粘连	无粘连	极易粘连，皮肤呈酒窝征或橘皮样改变	无粘连	有粘连

续表

鉴别	乳腺纤维腺瘤（乳核）	乳腺大导管内乳头状瘤（乳衄）	乳腺癌（乳岩）	乳腺增生病（乳癖）	乳房结核（乳痨）
活动度	好，用手推动时有滑脱感	可活动	早期活动度可，中晚期肿块固定	可活动	初起可活动，逐渐皮核相亲

治疗★★

早期诊断是关键，宜综合治疗。

中医药治疗是该病综合治疗的重要部分。

1. 内治（表7-10）

表7-10 乳岩的辨证内治

证型	症状	治法	方剂
肝郁痰凝证	乳房部肿块皮色不变，质硬而边界不清，情志抑郁，或性情急躁，胸闷胁胀，苔薄，脉弦	疏肝解郁，化痰散结	神效瓜蒌散合开郁散
冲任失调证	乳房结块坚硬，经期紊乱，素有经前期乳房胀痛，或婚后从未生育，或有多次流产史，舌淡、苔薄，脉弦细	调摄冲任，理气散结	二仙汤合开郁散

续表

证型	症状	治法	方剂
正虚毒炽证	乳房肿块扩大，溃后愈坚，渗流血水，不痛或剧痛，精神萎靡，面色晦或苍白，心悸失眠，纳食差，舌紫或有瘀斑、苔黄，脉弱无力	调补气血，清热解毒	八珍汤
气血两亏证	见于晚期或手术、放化疗后，形体消瘦，面色苍白或萎黄，头晕目眩，神倦乏力，少气懒言，舌质淡、苔薄，脉沉细	补益气血，宁心安神	人参养荣汤
脾虚胃弱证	手术或放化疗后食欲不振，神疲肢软，恶心欲呕，肢肿倦怠，舌淡、苔薄，脉细弱	健脾和胃	参苓白术散或理中汤

2. 外治——适用于有手术禁忌证，或已广泛转移，不宜手术者

> 初起——用阿魏消痞膏外贴
> 溃后——用海浮散或红油膏外敷
> 坏死组织脱落后——改用生肌玉红膏、生肌散外敷

3. 其他疗法

> 手术治疗，化疗，放疗
> 内分泌治疗、靶向治疗等

预防与调护★

> 普及防癌知识宣传，推广和普及乳房自我检查
> 重视乳腺癌高危人群的定期检查
> 积极治疗乳腺良性疾病。

附：乳衄

乳衄的临床诊治特点★

1. **定义**——乳衄是指乳窍不时溢出少量血液

2. **引起乳衄的疾病**——如乳腺导管内乳头状瘤、乳腺癌、乳腺增生病等。乳腺导管内乳头状瘤包括大导管内乳头状瘤和多发性导管内乳头状瘤，前者发生在大导管近乳头壶腹部；后者发生在乳腺的中小导管内。

3. **临床特点**——乳头单个或多个乳孔溢出血性液体，或有乳晕下单发肿块。多发生于40～50岁妇女

4. **治疗**——手术治疗为主，药物治疗为辅。手术关键是切除病变乳腺导管

> 肝火偏旺——治宜疏肝解郁、凉血止血，方用丹栀逍遥散；
> 脾虚失统——治宜健脾养血止血，方用归脾汤

第八章 ▮▶ 瘿

★★★掌握：瘿的检查方法；瘿的主要内治方法；气瘿的临床特点；肉瘿的临床特点；瘿痈的诊断和辨证论治；慢性淋巴细胞性甲状腺炎的临床特点、辨证论治；石瘿的临床特点

★★熟悉：瘿的含义及分类病因病机；气瘿的病因病机和治疗；肉瘿与其他慢性肿块的区别；瘿痈的鉴别诊断；慢性淋巴细胞性甲状腺炎的鉴别诊断；石瘿的辨证治疗

★了解：瘿的手术治疗原则；气瘿的预防与调护；肉瘿的治疗；瘿痈的预防与调护；石瘿的预防与调护

概 述

概念 ★★

1. **定义**——瘿是颈前结喉两侧肿块性疾病的总称，相当于西医学的甲状腺疾病

2. **分类**——气瘿、肉瘿、瘿痈、石瘿

3. **临床特点**——发于颈前结喉两侧，或为漫肿，或为结块，可随吞咽动作上下移动

4. **脏腑经络归属**——颈前结喉属任脉所主；督脉分支所过；任督两脉皆系肝肾，肝肾之经脉皆循喉咙

病因病机 ★★

情志失调、水土因素、禀赋遗传、外感六淫等→气滞、血瘀、痰凝结于颈前→瘿

检查方法 ★★★

1. **颈部体检**

颈前两侧不对称
或有肿块隆起，可随吞咽动作上下移动
肿块或结节位置、大小、数目、质地、有无压痛

2. **辅助检查**

血清检测——甲状腺激素、促甲状腺激素、甲状腺自身抗体
B 超
核素检查
细针穿刺细胞学检查

辨证论治★★ （表8-1）

表8-1 瘿的辨证内治

治法	症状	方剂
理气解郁	结块漫肿软绵或坚硬如石，发病与精神因素有关，或见急躁易怒，胸闷善太息，苔薄白，脉弦滑	逍遥散
活血化瘀	肿块日久，或质地坚硬，表面凹凸不平，推之不移，痛有定处，肌肤甲错，舌紫暗有瘀点瘀斑，脉涩或沉细	桃红四物汤
化痰软坚	肿块按之坚实或有囊性感，咽喉如有梅核堵塞，胸闷不舒，苔薄腻，脉滑	海藻玉壶汤
清热化痰	颈部肿胀疼痛，伴有发热，舌红、苔黄，脉弦数	柴胡清肝汤
调摄冲任	气瘿漫肿，面色无华，腰酸肢冷，月经量少色淡，甚或闭经，舌淡、苔白，脉沉细	右归饮

含碘丰富的植物类药——海藻、昆布、黄药子等

第一节 气 瘿

概念

1. 临床特点★★★

> 女性多见，好发于高原、山区等缺碘地区
> 结喉两侧弥漫性肿大，伴结节，质地不硬，皮色如常，生长缓慢

2. 西医病名——单纯性甲状腺肿（地方性甲状腺肿）

病因病机 ★★

{ 肝郁痰凝
{ 肾气亏损，冲任失养
{ 饮水及食物中缺碘

诊断要点 ★★★

1. 症状

{ 颈前弥漫性肿大，皮色如常，质软无痛，随吞咽动作上
  下移动
{ 甲状腺肿大明显时，可压迫气管、食管和喉返神经引起
  呼吸困难、吞咽不利、声音嘶哑

2. 超声波检查——甲状腺增大，内有多发囊性、实性或
囊实性结节

鉴别诊断

与肉瘿、瘿痈、石瘿鉴别。

治疗 ★★

一般采用内治，以疏肝解郁、化痰软坚为主。

1. 辨证论治（表8-2）

表8-2　气瘿的辨证内治

证型	症状	方剂
肝郁痰凝证	颈前结喉处漫肿、结块、边缘不清，质软无痛，随喜怒消长，伴急躁易怒、善太息，舌质淡、苔薄白，脉沉弦	四海舒郁丸

续表

证型	症状	方剂
肝郁肾虚证	颈前结喉处漫肿、结块，伴腰酸头晕、神疲乏力、月经不调，舌淡，脉沉细	四海舒郁丸合右归饮

2. 其他疗法

中成药——夏枯草制剂、小金丸
手术——巨大气瘿，压迫症状明显者

预防与调护★

食碘化食盐，多食含碘丰富的食物（海带、紫菜、虾皮）
调节情志

第二节　肉　瘿

概念

1. 临床特点★★★

好发于青年女性及中年人
颈前喉结一侧或两侧结块，柔韧而圆，如肉之团，随吞咽动作上下移动，发展缓慢

2. 西医病名——甲状腺腺瘤

病因病机

忧思郁怒、气滞、痰浊、瘀血凝结而成。

诊断要点 ★★★

1. 症状

一侧或双侧颈部生长肿块，边界清，光滑，能随吞咽动
作上下滑动

生长缓慢，可继发急躁、心悸、消瘦、乏力

2. 辅助检查

B超——显示甲状腺内有实质性肿块或有液暗区
同位素扫描——热结节，则提示为高功能自主性腺瘤

鉴别诊断 ★★

甲状舌骨囊肿——肿块位置较低，一般不随吞咽动作上
下移动，但可随伸舌动作上下移动

治疗 ★

多采用内治，以理气解郁、化痰软坚为主；必要时可手术。

1. 辨证论治（表 8-3）

表 8-3 肉瘿的辨证内治

证型	气滞痰凝证	气阴两虚证
症状	颈部一侧或两侧肿块呈圆形或卵圆形，随吞咽动作上下移动，舌淡、苔薄腻，脉弦滑	颈部肿块柔软，随吞咽动作上下移动，急躁易怒，汗出心悸，失眠多梦，舌红、苔薄，脉弦
治法	理气解郁，化痰软坚	益气养阴，软坚散结
方剂	逍遥散合海藻玉壶汤	生脉散合消瘰丸

2. 外治——阳和解凝膏掺黑退消或桂麝散外敷

3. 其他疗法——手术

> 结节较大，治疗 3 个月无效者
> 手术指征伴甲状腺功能亢进
> 近期肿块迅速增大，有恶变倾向者

第三节 瘿 痈

概念

1. 临床特点★★★

> 结喉两侧结块、肿胀、疼痛
> 伴有发热，起病急骤

2. 西医病名——亚急性甲状腺炎

病因病机

风热、风火→肝郁化火→灼津成痰→壅滞于颈前→瘿痈

诊断要点★★★

1. 症状

> 颈结喉处突然肿胀疼痛，皮色不变，质地坚硬，压痛明显
> 疼痛牵引至同侧头部、耳后枕部
> 伴发热、口干、咽痛等

2. 辅助检查

> 血常规检查——白细胞总数及中性粒细胞比例增高
> 血沉——增快
> B 超检查——甲状腺肿大，或炎性改变

鉴别诊断★★

与颈痈、锁喉痈鉴别。

治疗★★★

初期以疏肝清热、化痰散结为主；热退痛减后以疏肝清热、养阴散结为主。

1. 辨证论治（表8-4）

表8-4　瘿痈的辨证内治

证型	风热痰凝证	肝郁内热证	气虚阳虚证
症状	结喉处结块，疼痛明显，口渴咽干，舌红、苔薄黄，脉浮数或滑数	身热渐退，颈前肿痛，伴胸闷不舒、急躁易怒，舌红少苔、苔薄黄，脉弦数	颈前结块及疼痛消失，伴畏寒肢冷、腹胀纳呆、面目浮肿，舌淡、苔薄白，脉沉
治法	疏风清热，化痰散结	疏肝理气，佐以养阴	益气温阳，健脾化痰
方剂	牛蒡解肌汤	柴胡舒肝汤	阳和汤

2. 外治——金黄散、四黄散等水调外敷

3. 其他疗法——后期出现甲减时可以服用小剂量甲状腺激素

预防与调护★

加强体育锻炼、增强体质

保持心情舒畅

少食辛辣之品

第四节　慢性淋巴细胞性甲状腺炎

概念

1. 临床特点★★★

起病隐匿，发展缓慢，病程较长
甲状腺肿大，多数为弥漫性，质地韧
大多发展成甲减，也可伴有甲亢

2. 中医病名——归属"瘿病"范畴

病因病机

七情失调
劳倦内伤　痰瘀互结于颈前
体质遗传

诊断要点★★★

1. 临床表现

中年女性多见
甲状腺弥漫性肿大，或伴有结节，表面光滑，质韧
或伴乏力、怕冷、心动过缓；或伴怕热、心慌、急躁、
　　心动过速

2. 辅助检查

抗甲状腺抗体 TPOAb、TGAb 明显增高
B 超检查——甲状腺弥漫性肿大，回声不均，可伴有结节
细胞学检查——甲状腺穿刺见大量淋巴细胞浸润

鉴别诊断★★

与气瘿、石瘿鉴别。

治疗★★★

以内治为主，仅有甲状腺肿大时重在消瘿散结，伴有甲状腺功能异常时以扶正补虚为主。

1. 辨证论治（表8-5）

表8-5 慢性淋巴细胞性甲状腺炎的辨证内治

证型	肝气郁滞证	血瘀痰结证	气阴两虚证	脾肾阳虚证
症状	颈前肿块质地中等或质硬，咽喉有梗阻感，伴情绪抑郁、胸闷乏力、便溏，或月经不调，舌红、苔薄黄，脉弦滑	颈前肿块质地坚韧，或有结节感，局部闷胀不适，有咽喉梗阻感及其他压迫感，纳差，便秘，舌质暗或有瘀斑、苔微黄，脉沉细或弦滑	颈前肿块质地中等或质韧，轻度压迫感，伴可见突眼、神疲乏力、心悸气短、怕热多汗、食多便溏、失眠多梦、消瘦，舌红、苔少，脉细数无力	颈前肿块质韧，有咽部梗阻感及压迫感，伴形寒肢冷、神疲懒言、乏力气短、腹胀纳差、腰膝酸软、女子月经不调，舌胖嫩边有齿痕、苔白，脉沉细弱
治法	疏肝理气，软坚散结	活血祛瘀，化痰散结	益气养阴，化痰散结	温补脾肾，散寒化痰
方剂	柴胡疏肝散	桃红四物汤	生脉散合消瘿丸	金匮肾气丸合阳和汤

2. 外治——冲和膏、阳和解凝膏外敷

3. 其他疗法——甲减服用左甲状腺素，甲亢给予抗甲状腺药物治疗

第五节 石 瘿

临床特点 ★★★

{ 结喉处结块，坚硬如石，高低不平，推之不移
{ 好发于 30～40 岁女性

病因病机

{ 情志内伤，肝脾气逆
{ 气滞血瘀，痰瘀互结

诊断要点 ★★★

1. 症状

{ 颈前结喉处单个肿块，坚硬如石，表面凹凸不平，推之不移
{ 若有压迫，可见呼吸或吞咽困难、声音嘶哑

2. 辅助检查

{ 甲状腺同位素扫描——凉结节
{ B 超和 CT 检查——甲状腺肿物质地不均，内有沙粒样钙化，边缘不清
{ 细胞学穿刺和组织病理学检查可确诊

鉴别诊断

与肉瘿鉴别。

治疗★★

首选手术。

1. 辨证论治（表8-6）

表8-6 石瘿的辨证内治

证型	痰瘀内结证	瘀热伤阴证	气阴两虚证
治法	解郁化痰，活血消坚	化痰散结，和营养阴	益气养阴，扶正固本
方剂	海藻玉壶汤合桃红四物汤	通窍活血汤合养阴清肺汤	生脉饮

2. 其他疗法

早期手术
术后 ^{131}碘治疗
术后 TSH 抑制治疗

预防与调护★

避免接触放射线物质
心情舒畅，避免劳累和情志过极
定期甲状腺功能和 B 超检查

第九章 ▮▶ 瘤、岩

★★★掌握：瘤和岩的鉴别要点和治疗原则；血瘤的特点及诊断；肉瘤的特点与诊断；筋瘤的诊断和治疗；失荣的诊断和鉴别诊断；肾岩早期症状的特点

★★熟悉：瘤和岩的概念；筋瘤的预防与调护

★了解：瘤和岩的病因病机和预防调护；血瘤的治疗方法；失荣的治疗方法；肾岩早期的治疗方法

概　述

概念★★

1. 定义

瘤——瘤是瘀血、痰滞、浊气停于机体组织间而致的结块
岩——岩是发生于体表的恶性肿物

2. 分类

《灵枢》——筋瘤、肠瘤、脊瘤、肉瘤

《医宗金鉴》——气瘤、血瘤、筋瘤、肉瘤、骨瘤、脂瘤

瘤——部分体表良性肿瘤
岩——体表的恶性肿瘤

3. 鉴别要点★★★

瘤——肿块局限，表面光滑，推之可移，发展缓慢，无
　　　自觉症状
岩——肿块坚硬如石，高低不平，推之不移，溃后翻花，
　　　色紫恶臭，疼痛剧烈，预后不良

病因病机★

核心病机——阴阳失衡，脏腑功能失调，经络阻塞，气
　　　　　　滞血瘀，痰凝毒聚

治疗

1. 治疗原则★★★

瘤（良性肿瘤）——以手术为主
岩（恶性肿瘤）——早期以手术为主，中晚期中西医结
　　　　　　　　　合综合治疗

注意 {
扶正与祛邪相统一
局部与整体相结合
标本缓急相兼顾
}

2. 辨证论治（表 9 - 1）

表 9 - 1　瘤、岩的辨证内治

证型	治法	方剂
气郁痰凝证	理气解郁，解毒散结	开郁散合通气散坚丸
寒痰凝聚证	温经散寒，解毒散结	阳和汤合万灵丹
气血瘀滞证	软坚化瘀，解毒散结	活血散瘀汤合散肿溃坚汤
毒热蕴结证	清热凉血，解毒散结	黄连解毒汤合当归芦荟丸
正虚邪实证	益气养血，解毒散结	保元汤合散肿溃坚汤

3. 外治

{
阳和解凝膏、冲和膏、阳毒内消散、阴毒内消散、桂麝散、红灵丹等外敷

溃疡——脓腐未尽可用红升丹、生肌玉红膏；腐肉已尽用生肌白玉膏

手术、激光与冷冻
}

预防与调护★

{
心情舒畅，切忌七情过度

保护与改善环境，防止污染，避免接触毒性物质

科学饮食，加强营养

适度锻炼，提高抗病能力

定期检查，早期发现，早期诊断，早期治疗
}

第一节　血　瘤

概念

1. 定义——血瘤是指体表血络扩张，纵横交集而形成的肿瘤

2. 临床特点 ★★

可发生于身体任何部位，多为先天性

病变局部色泽鲜红或紫，可呈局限性柔软肿块，边界尚清，触之或如海绵

3. 西医病名——血管瘤（毛细血管瘤和和海绵状血管瘤）

病因病机

肾伏虚火、心火妄动、肝火燔灼、脾失统血

诊断要点 ★★★

1. 毛细血管瘤

常见于 1~2 月婴儿

可发生于任何部位，可单发也可多发

瘤体境界清楚，质柔软

色泽鲜红或紫红，压之可退色，抬手复原

2. 海绵状血管瘤

质地柔软，呈局限性

肿物伸缩性大

外伤出血，继发感染，形成慢性出血性溃疡

鉴别诊断★★★

与血痣鉴别,血痣指压色泽和大小无明显改变。

治疗★

瘤体局限者可行手术切除

1. 辨证论治（表9-2）

表9-2 血瘤的辨证内治

证型	心肾火毒证	肝经火旺证	脾失统血证
治法	清心泻火解毒	清肝泻火解毒	健脾化湿解毒
方剂	芩连二母丸合凉血地黄汤	丹栀逍遥散合清肝芦荟丸	顺气归脾丸

2. 外治

小面积毛细血管瘤及海绵状血管瘤——五妙水仙膏外搽清凉膏合藤黄膏外敷

血瘤出血——云南白药掺敷伤口

3. 其他疗法——手术疗法、冷冻疗法、放射疗法

第二节 肉 瘤

概念

1. 定义——肉瘤是发于皮里膜外,由脂肪组织过度增生而形成的良性肿瘤

2. 临床特点★★★

肿块软似绵,肿似馒

皮色不变,不紧不宽,如肉之隆起

3. 西医病名——脂肪瘤

病因病机

$$\begin{cases} 脾虚不运\to痰湿内生\to痰气郁结 \\ 郁怒伤肝\to肝脾不和\to气痰阻滞 \end{cases}$$

诊断要点★★★

$$\begin{cases} 多见于成年女性 \\ 可发于身体各部，好发于肩、背、腹、臀及前臂皮下 \\ 大小不一，边界清楚，皮色不变，生长缓慢，触之柔软 \end{cases}$$

鉴别诊断

气瘤
（神经纤维瘤）
$$\begin{cases} 好发于皮肤或皮下组织，单发或多发 \\ 肿块呈结节状，沿神经走向分布 \\ 硬韧而有弹性 \end{cases}$$

治疗

小的肉瘤可不处理，瘤体较大者宜手术切除。

1. 辨证论治

$$\begin{cases} 证型——气郁痰凝证 \\ 治法——理气健脾，化痰散结 \\ 方剂——化坚二陈丸合十全流气饮 \end{cases}$$

2. 外治——阳和解凝膏掺黑退消外贴

3. 其他疗法——手术

第三节　筋　瘤

概念

1. 定义——筋瘤是以筋脉色紫、盘曲突起、状如蚯蚓、形成团块为主要表现的浅表静脉病变

2. 西医病名——下肢静脉曲张

病因病机

劳倦伤气　⎫
外感风寒　⎬气滞血瘀→凝结筋脉
外伤筋脉　⎭

诊断要点 ★★★

好发于长久站立工作者或怀孕妇女，多见于下肢
早期感觉患肢坠胀不适和疼痛，站立时明显，行走或平卧时消失
瘤体如条索状，色青紫，甚则状如蚯蚓

鉴别诊断

与血瘤鉴别。

治疗★★★

1. 辨证论治（表 9 – 3）

表 9 – 3　筋瘤的辨证内治

证型	劳倦伤气证	寒湿凝筋证	外伤瘀滞证	火旺血燥证
治法	补中益气，活血舒筋	暖肝散寒，益气通脉	活血化瘀，和营消肿	清肝泻火，养血生津
方剂	补中益气汤	暖肝煎合当归四逆汤	活血散瘀汤	清肝芦荟丸

2. 外治——患肢穿医用弹力袜或用弹力绷带包扎

3. 其他疗法——手术、硬化剂注射疗法

预防与调护★★

适当加强下肢适度锻炼，配合按摩

穿医用弹力袜或用弹力绷带保扎

避免搔抓感染

第四节　失　荣

概念

1. 定义——失荣指发于颈部及耳之前后的岩肿，伴面容憔悴、形体消瘦等

2. 临床特点

多见于 40 岁以上的男性

颈部肿块、疼痛、坚硬，溃流血水、臭秽

晚期面容憔悴，形体消瘦

3. 西医病名——颈部淋巴结转移癌和原发性恶性肿瘤

病因病机

> 七情内伤，肝失调达，气滞血瘀，阻于颈络
> 脾虚失运，水湿凝聚，痰瘀脏毒凝结少阳、阳明

诊断要点★★★

1. 症状

> 初起颈部或耳前耳后，肿块生长快，质地坚硬，早期可
> 　活动
> 渐而肿块增大，数量增多活动度差

2. 确诊——寻找病灶或做组织病理检查

鉴别诊断★★★

与瘰疬、肉瘿鉴别。

治疗★

治疗原则——尽早放疗或手术治疗

1. 辨证论治（表9-4）

表9-4 失荣的辨证内治

证型	治法	方剂
气郁痰结证	理气解郁，化痰解毒	化坚二陈丸合开郁散
阴毒结聚证	温阳散寒，化痰解毒	阳和汤
瘀毒化热证	清热散瘀，化痰解毒	黄连解毒汤合化坚二陈汤
气血两亏证	补益气血，化痰解毒	八珍汤合四妙汤

2. 外治

早期——外贴太乙膏，或外敷天仙子膏

早期阴毒结聚者——外贴阳和解凝膏或冲和膏

岩肿溃破胬肉翻花——白降丹

溃久气血衰败，创面不鲜——神灯照法，创面掺阴毒内
消散，外敷阳和解凝膏

3. 其他疗法——口服犀黄丸，X 线放疗或化疗

第五节 肾 岩

概念

1. 定义——肾岩是指生于阴茎的岩肿

2. 临床特点 ★★★

多发于中老年人

阴茎表面出现丘疹、结节、疣状物突起坚硬，溃后状如
翻花

早起一般无明显全身症状

晚期可出现发热、消瘦、贫血、无力、食欲不振

3. 西医病名——阴茎癌

病因病机

湿浊瘀结、火毒炽盛、阴虚火旺

诊断要点★★★

1. 症状

> 阴茎头部表面为丘疹、结节、疣状等硬物，逐渐增大，
> 　边缘硬而不齐，溃后如翻花
> 好发于阴茎马口及外尿道口边缘
> 晚期可见发热、消瘦、贫血、无力、食欲不振

2. 确诊——组织病理学检查

鉴别诊断

与阴茎乳头状瘤、尖锐湿疣、阴茎白斑、阴茎结核鉴别。

治疗★

以手术为主。

1. 辨证论治（表9-5）

表9-5　肾岩的辨证内治

证型	湿毒瘀结证	火毒炽盛证	阴虚火旺证
治法	利湿行浊、化瘀解毒	清热泻火、消肿解毒	滋阴壮水、清热解毒
方剂	三妙丸合散肿溃坚汤	龙胆泻肝汤合四妙勇安汤	大补阴丸合知柏地黄丸

2. 外治

> 岩肿溃烂不洁——五五丹，或千金散，或红灵丹油膏
> 皮癌净外敷
> 氟尿嘧啶软膏外涂

3. 其他疗法——化疗、放疗、手术

预防与调护

保持包皮内清洁卫生
包皮过长宜行包皮环切术
及时处理良性肿瘤、感染性和癌前病变

第十章 ▶ 皮肤病及性传播疾病

★★★ 掌握：常见原发性皮损与继发性皮损的皮疹特点及不同；热疮的临床特点、诊断、治疗和预防护理；蛇串疮的临床特点、诊断、治疗和预防护理；各种疣的临床特点、诊断、治疗；黄水疮的临床特点、诊断、治疗和预防护理；各种癣的临床特点、诊断、治疗和预防护理；虫咬皮炎的临床特点、诊断、治疗；疥疮的临床特点、诊断、治疗和预防护理；日晒疮的临床特点、治疗方法、预防护理；湿疮的诊断、鉴别诊断、辨证论治；接触性皮炎的诊断、鉴别诊断、防治法；药毒的定义、临床表现、诊断、辨证论治；瘾疹的定义、诊断、辨证论治；猫眼疮的诊断、辨证论治；葡萄疫的定义、皮疹特点、辨证论治；瓜藤缠的诊断、辨证论治；风瘙痒的诊断、辨证论治；牛皮癣的临床特点、治疗和预防护理；白疕的临床特点、诊断、治疗和预防护理；风热疮的临床特点、诊断及治疗；白驳风的临床特点、诊断及治疗；黧黑斑的临床特点、诊断及治疗；粉刺的临床特点、诊断及治疗；白屑风的临床特点及治疗；油

风的诊断及治疗；淋病的诊断及治疗；梅毒的诊断及治疗

★★熟悉：皮肤病的病因病机、内治法、外用剂型及外用药物的使用原则；湿疮的定义、分类、不同部位名称、病因病机；药毒的致病原因；风瘙痒的概念、病因病机；牛皮癣的概念、病因病机；白疕的概念、病因病机；紫癜风的诊断及治疗；酒齄鼻的皮损表现及治疗；油风的概念；红蝴蝶疮的诊断及治疗；淋病的定义、临床特点；艾滋病的诊断及预防

★了解：热疮的病因病机；蛇串疮的致病因素；疣的致病因素；黄水疮的致病因素；癣的致病因素；虫咬皮炎的致病因素；疥疮的致病因素；日晒疮的致病因素；接触性皮炎的致病因素、发病特点；瘾疹的病因病机；猫眼疮的病因病机；葡萄疫的病因病机、预防护理；瓜藤缠的病因病机；风瘙痒的鉴别诊断、其他疗法和预防调护；牛皮癣的鉴别诊断和其他疗法；白疕的鉴别诊断、其他疗法和预防与调护；风热疮的致病因素；紫癜风的致病因素、其他疗法；白驳风的致病因素、鉴别诊断、其他疗法和预防与调护；黧黑斑的致病因素、鉴别诊断其他疗法和预防与调护；粉刺的致病因素、鉴别诊断、其他疗法和预防与调护；白屑风的概念、致病因素、诊断要点、鉴别诊断、其他疗法和预防与调护；酒齄鼻的定义、致病因素、鉴别诊断、其他疗法和预防与调护；油风的致病因素、鉴别诊断、其他疗法和预防与调护；红蝴蝶疮的致病因素、鉴别

诊断、其他疗法、预防与调护；淋病的致病因素、鉴别诊断、西医治疗和预防与调护；梅毒的定义、临床特点、致病因素、传播途径、鉴别诊断和预防与调护；艾滋病的定义、临床分期、致病因素、传播途径、其他疗法和预防与调护

概 述

皮肤病的致病因素 ★★

1. 病因

$$\begin{cases} 外因——风、湿、热、虫、毒 \\ 内因——七情内伤、饮食劳倦和肝肾亏损 \end{cases}$$

2. 病机——气血失和、脏腑失调、邪毒结聚

3. 各种病因致病特点

（1）风

$$\begin{cases} 发无定处，骤起骤退 \\ 多发于上部，皮肤干燥、脱屑、瘙痒 \end{cases}$$

（2）湿

$$\begin{cases} 皮损为水疱、糜烂、渗液等多形性皮损 \\ 常患于下部 \\ 浸淫四窜，滋水淋漓，病程缠绵，难以速愈 \\ 常伴内湿症状 \end{cases}$$

（3）热

$$\begin{cases} 发病迅速，多发人体上部 \\ 皮损以红斑、红肿、脓疱为主 \\ 热盛而肌肤红、热、肿、痒或痛 \\ 常伴内热症状 \end{cases}$$

（4）虫

$$\begin{cases} 瘙痒剧烈 \\ 或有糜烂，或互相传染 \\ 或伴局部虫斑，脘腹疼痛，大便中可查到虫卵 \end{cases}$$

（5）毒

发病前有食"毒"物史，或曾内服某种药物，或接触某
　种物质，或有毒虫叮咬史，有潜伏期

皮肤表现为灼热、色红、肿胀、丘疹、水疱、风团、糜
　烂等多种形态，痒或痛

停止毒源，去势较快

（6）血瘀

皮损色暗、紫红、青紫，或皮肤甲错

皮肤表现为色素沉着、瘀斑、肥厚、结节、肿块、瘢痕

舌紫有瘀点，脉弦涩

（7）血虚风燥

病期较长，皮损干燥、肥厚、粗糙、脱屑、瘙痒

伴有头晕目眩、面色苍白等

（8）肝肾不足

多呈慢性过程

皮损干燥、肥厚、粗糙、脱屑，或伴毛发枯槁、脱发、
　色素沉着、指甲受损，或伴生疣目、血痣等

部分与先天、遗传有关

辨皮肤病的自觉症状 ★★

1. 瘙痒

（1）急性　　病因——外感风邪（风寒、风热、风湿热）、
　　　　　　　　　　血热所致

特点——流窜不定、泛发，起病迅速

$$\text{(2) 慢性} \begin{cases} \text{病因——寒、湿、痰、瘀、虫淫、血虚风燥} \\ \text{特点} \begin{cases} \text{寒——皮疹色淡，发热症状不明显，或呈} \\ \qquad \text{寒性结节、溃疡等} \\ \text{湿热——慢性湿疮，少量流滋或出现水疱} \\ \text{瘀血——紫斑，色素沉着} \\ \text{痰湿瘀结——瘙痒剧烈，皮损结节坚硬，} \\ \qquad \text{顽固难愈} \\ \text{血虚风燥——血痂或糠秕样脱屑，皮肤干} \\ \qquad \text{裂，苔藓样变} \\ \text{虫淫——痒如虫行蚁走，阵阵奇痒难忍，} \\ \qquad \text{具传染性} \end{cases} \end{cases}$$

2. 疼痛

(1) 发病——寒邪或热邪或痰凝血瘀→阻滞经络不通

$$\text{(2) 特点} \begin{cases} \text{寒证——局部青紫。疼痛遇寒加重，得温则缓} \\ \text{热证——局部红肿，发热，疼痛性皮损} \\ \text{痰凝血瘀——痰核结节，或瘀斑、青紫，疼痛} \\ \qquad \text{位置固定不移} \end{cases}$$

3. 其他

$$\begin{cases} \text{灼热感——热邪蕴结或火邪炽盛，炙灼肌肤} \\ \text{蚁走感——虫淫或气血失和} \\ \text{麻木——气血虚或毒邪或湿痰瘀血阻络，经脉失养或气} \\ \qquad \text{血凝滞，经络不通} \end{cases}$$

皮损的形态特征和辨证规律★★★

1. 原发性损害——直接发生或初次出现的皮损

(1) 斑疹——局限性皮肤黏膜的颜色改变，与周围皮肤

平齐，无隆起或凹陷。直径达到或超过

1cm时，称为斑片。分为红斑、色素沉着

斑、色素减退斑

——血热、血瘀、血虚、肝肾不足

(2) 丘疹——高出皮面的实性丘型小粒，直径一般小

于1cm

——风热、血热

(3) 风团——皮肤上局限性水肿隆起，突然发生，迅速

消退，不留痕迹，发作时伴剧痒

——风热、风寒

(4) 结节——大小不一、境界清楚的实质性损害，质较

硬，深在皮下或高出皮面

——气血凝滞

(5) 疱疹——为内有腔隙、含有液体、高出皮面的损害。

水疱内为血样液体为血疱

——湿热或热毒

(6) 脓疱——疱内含有脓液

——湿热或热毒炽盛

2. 继发性皮损——原发性皮损经过搔抓、感染、治疗处

理和在损害修复过程中演变而成

(1) 鳞屑——表皮角质层的脱落

——余热未清或血虚生风

(2) 糜烂——局限性的表皮缺损，不留瘢痕

——湿热

(3) 溃疡——皮肤或黏膜深层真皮或皮下组织的局限性

缺损，愈后留瘢痕

　　　　　　——热盛肉腐

（4）痂——皮损的渗出物或脱落组织及药物等混合干燥

　　　　　　后形成

　　　　　　——热毒未清，或血热络伤，或湿热所致

（5）抓痕——由搔抓将表皮抓破、擦伤而形成的线状

　　　　　　损害

　　　　　　——风盛或内热

（6）皲裂——皮肤上的线形拆裂

　　　　　　——血虚风燥

（7）苔藓样变——皮肤增厚、粗糙、皮嵴隆起、皮沟加

　　　　　　深、干燥、局限性边界清楚的大片或

　　　　　　小片损害

　　　　　　——血虚风燥

（8）色素沉着——局部皮肤色素增加，继发于原发性皮

　　　　　　损后

　　　　　　——气血失和

（9）萎缩——皮肤结构成分较少、变薄

　　　　　　——气血两虚、营卫失和

辨皮肤病的性质★★

1. 急性皮肤病

发病急骤，皮损以原发性为主，表现为红红斑、丘疹、

　疱疹、脓疱等，可伴有糜烂、渗液等继发性皮损

风、湿、热、虫、毒

实证为主

与肺、脾、心关系密切

2. 慢性皮肤病

发病缓慢，皮损以继发性为主，表现为苔藓样变、色素
　沉着、皲裂、鳞屑等，或伴有脱发、指（趾）甲变化

血瘀或营血不足，肝肾亏虚，冲任不调

虚证为主

与肝、肾关系密切

皮肤病常用内治法及方剂★★★

1. 祛风法

疏风清热——风热证——银翘散、桑菊饮、消风散

疏风散寒——风寒证——麻黄汤、麻黄桂枝各半汤

祛风胜湿——风湿证——独活寄生汤

祛风潜镇

风邪久羁证、顽癣类皮肤病
——乌梢蛇、蝉衣、僵蚕、全蝎等

血虚肝旺证或疣类，或皮肤病所致神经痛
——天麻勾藤饮

2. 清热法

清热解毒——实热证——五味消毒饮、黄连解毒汤

清热凉血——血热证——犀角地黄汤、化斑解毒汤

3. 祛湿法 {
　　清热利湿——湿热证和暑湿证
　　　　　——茵陈蒿汤、龙胆泻肝汤、萆薢渗
　　　　　　湿汤
　　健脾化湿——脾湿证——除湿胃苓汤等
　　滋阴除湿——渗利伤阴证——滋阴除湿汤
}

4. 润燥法 {
　　养血润燥法——血虚风燥证——四物汤、当归
　　　　　　　　　　　　　饮子
　　凉血润燥——血热风燥证——凉血消风散
}

5. 活血法 {
　　理气活血——气滞血瘀证
　　　　　——桃红四物汤、通络活血方
　　活血化瘀——瘀血凝结证
　　　　　——通窍活血汤、血府逐瘀汤
}

6. 温通法 {
　　温阳通络——寒湿阻络证
　　　　　——当归四逆汤、独活寄生汤
　　通络除痹——寒凝皮痹证
　　　　　——阳和汤、独活寄生汤
}

7. 软坚法 {
　　消痰软坚——痰核证——海藻玉壶汤
　　活血软坚——痰阻结块证——活血散瘀汤
}

8. 补肾法 {
　　滋阴降火——阴虚内热或肝肾阴虚证
　　　　　——知柏地黄丸、大补阴丸
　　温补肾阳——脾肾阳虚证——肾气丸、右归丸
}

外用药物的剂型★★

1. 溶液

{
作用——清洁、止痒、消肿、收敛、清热解毒
适应证——急性皮肤病渗出较多或剧烈红肿或脓性分泌
　　　物多的皮损
}

2. 粉剂

作用——保护、吸收、蒸发、干燥、止痒
适应证——无渗液性的急性或亚急性皮炎的皮疹

3. 洗剂

作用——清凉止痒、保护、干燥、消斑解毒
适应证——同粉剂

4. 酊剂

作用——收敛散风、活血消肿、杀菌止痒、溶解皮脂、
刺激色素生长
适应证——慢性瘙痒性皮肤病、色素脱失性皮肤病、脱
发、脚湿气、鹅掌风、体癣

5. 油剂

作用——润泽保护、解毒收敛、生肌止痒、软化痂皮
适应证——亚急性皮肤病中有少量渗出、鳞屑、结痂、
溃疡的皮损

6. 软膏

作用——保护、润滑、杀菌、止痒、去痂
适应证——一切慢性皮肤病具有结痂、皲裂、苔藓样变
等皮损

外用药使用原则 ★★★

1. 使用原则

（1）根据病情阶段用药（皮肤炎症）

急性阶段 { 无明显渗液——洗剂、粉剂
有大量渗液或伴肿胀——溶液湿敷

亚急性阶段——点珠状糜烂，少量渗液或伴结痂、鳞屑
——油剂为宜

慢性阶段——浸润肥厚，苔藓样变——软膏、酊剂为主

（2）注意控制感染

（3）用药宜先温和、后强烈——儿童、女性及面部、阴
部慎用刺激性强的药物

（4）用药浓度宜先低后浓

$\begin{cases} 急性——温和安抚，宜低浓度 \\ 顽固性——刺激性强、浓度较高 \end{cases}$

（5）随时注意药敏反应——一旦出现应立即停用，及时
处理

2. 外用药物的剂型选择（表 10 - 1）

表 10 - 1　外用药物剂型选择应用

皮肤损害	选用剂型
斑	洗剂、软膏
丘疹	洗剂
水疱	粉剂、洗剂
脓疱	粉剂、洗剂
结节	软膏
风团	洗剂
痂	油剂、软膏
抓痕	洗剂
鳞屑	油剂、软膏
糜烂	溶液湿敷（用于渗液多）、洗剂（用于渗液少）
皲裂	软膏
苔藓样变	软膏

第一节 热 疮

概念★★

1. 定义——热疮是指发热后或高热过程中在皮肤黏膜交界处发生的急性疱疹性皮肤病

2. 临床特点★★★

好发于口唇、鼻周、面颊、外阴等部位

簇集成群水疱，基底红晕

1 周左右痂脱痊愈，易于复发

3. 西医病名——单纯疱疹

病因病机★

风湿热毒，蕴蒸皮肤

肝经湿热下注，阻于阴部

反复发作，阴虚内热

病原体★★★

单纯疱疹病毒（HSV），分为 HSV – Ⅰ型和 HSV – Ⅱ型

诊断要点★★★

部位——皮肤黏膜交界处

皮损——针头大小簇集成群的水疱

病程——1～2 周，易反复发作

自觉症状——发紧、烧灼、痒痛感

鉴别诊断★

1. 蛇串疮

- 多个成群水疱，沿神经走向排列，疱群间夹杂正常皮肤
- 自觉疼痛明显，愈后不再发

2. 黄水疮

- 好发于面部，四肢等暴露部位
- 初起水疱→继成脓疱→结痂

治疗★★★

治疗原则——清热解毒养阴

1. 内治（表10-2）

表10-2　热疮辨证内治

证型	肺胃热盛证	湿热下注证	阴虚内热证
症状	面颊、唇缘、鼻周群集小疱，灼热刺痒，舌红、苔黄，脉弦数	发于外阴，灼热痛痒，水疱易破，糜烂，苔黄，脉数	间歇发作，反复不愈，舌红，脉细数
治法	疏风清热	清热利湿	养阴清热
方剂	辛夷清肺饮	龙胆泻肝汤	增液汤

2. 外治

- 三棱针
- 外用药物：紫金锭、青黛膏、黄连膏

预防与调护★

$\left\{\begin{array}{l}\text{饮食清淡}\\\text{保持大便通畅}\\\text{局部清洁}\\\text{避免诱发因素。}\end{array}\right.$

附：生殖器疱疹

1. 定义——生殖器疱疹是由单纯疱疹病毒感染引起的性
传播疾病。中医病名为"阴疮"

2. 病因病机——房事不洁，邪毒下侵

西医学认为，本病由单纯疱疹病毒（HSV），多为 HSV – Ⅱ型病原体致病引发。

3. 治疗

（1）治疗目的

$\left\{\begin{array}{l}\text{缩短病程，减轻症状}\\\text{防止继发性感染和并发症}\\\text{防止病情反复}\end{array}\right.$

（2）辨证内治

$\left\{\begin{array}{l}\text{肝经湿热证——清热利湿，化浊解毒——龙胆泻肝汤}\\\text{阴虚毒恋证——滋阴降火，解毒除湿——知柏地黄丸}\end{array}\right.$

西医治疗包括抗病毒和提高机体免疫力。

第二节　蛇串疮

概念

1. 定义★★——蛇串疮是指皮肤上出现成簇水疱，呈带
状分布，痛如火燎的急性疱疹性皮肤病

2. 西医病名——带状疱疹

3. 临床特点★★★

好发于春秋季节。成年人居多

皮肤红斑、水疱或丘疱疹，累累如串珠，排列成带状，
   沿身体一侧周围神经分布

局部刺痛，或伴患侧臀核肿大

病因病机★

肝经郁热，或脾虚湿蕴，外泛肌肤而成；湿热阻络，以
   致气血循行不畅

初起以湿热火毒为主，后期正虚血瘀兼夹湿邪

病原体★

水痘－带状疱疹病毒（VZV）

诊断要点★★★

部位——好发于腰肋、胸部、头面、颈部。多发于身体
   一侧，一般不超过正中线

皮损——红色斑丘疹，粟米至黄豆大小簇集成群的水疱，
   累累如串珠，聚集一处或数处，排列成带状

自觉症状——多有皮肤灼热刺痛感，可伴疲乏、发热等
   全身症状

病程——病程2~3周，老年人3~4周

鉴别诊断★

与热疮鉴别（同前）。

治疗★★★

治疗原则——清热利湿、行气止痛

1. 内治（表10－3）

表10－3　蛇串疮的辨证内治

证型	肝经郁热证	脾虚湿蕴证	气滞血瘀证
症状	皮损鲜红，灼热刺痛，疱壁紧张，伴口苦咽干、心烦易怒，舌质红、苔薄黄或黄厚，脉弦滑数	皮损色淡，疼痛不显，疱壁松弛，伴食少腹胀、大便时溏，舌淡或正常、苔白或白腻，脉沉缓或滑	皮疹减轻或消退后局部疼痛不止，放射到附近部位，舌暗、苔白，脉弦细
治法	清泄肝火，解毒止痛	健脾利湿，解毒止痛	理气活血，通络止痛
方剂	龙胆泻肝汤	除湿胃苓汤	桃红四物汤

2. 外治

初起——二味拔毒散、双柏散、三黄洗剂、清凉乳剂、
　　　　鲜马齿苋等

水疱破后——黄连膏、四黄膏或青黛膏外涂

有坏死——九一丹或海浮散换药

水疱不破或水疱较大者——三棱针或消毒空针刺破，吸
　　　　尽疱液或使疱液流出

3. 其他疗法

针刺疗法：围针、体针、火针

西医治疗：抗病毒药物、止痛药物、营养神经、糖皮质
　　　　激素

预防与调护★★★

> 保持心情舒畅，减少摩擦
> 保持局部干燥、清洁
> 忌用刺激性强的软膏涂敷

第三节　疣

概念★★

1. 定义——疣是一种发生于皮肤浅表的良性赘生物

2. 病名及分类

> 疣目（千日疮、枯筋箭、瘊子）
> 　　——寻常疣——发于手背、手指、头皮等
> 扁瘊——扁平疣——发于颜面、手背、前臂等
> 鼠乳——传染性软疣——发于胸背部有脐窝的赘疣
> 跖疣——掌跖疣——发于手掌、足跖及指、趾间
> 丝状疣——发于颈周围及眼睑，呈细软丝状突起

病因病机★

> 风热毒邪搏于肌肤
> 肝旺血燥，筋气不荣，肌肤不润

病原体★★★

> 多数疣——人类乳头瘤病毒（HPV）
> 传染性软疣——痘病毒

临床特征与诊断要点★★★ （表10-4）

表10-4 疣的临床特征与诊断要点

病名	年龄	部位	皮损	病程	症状
疣目	多发于儿童及青年	好发于手背、手指，也可发于头面部	最初为一个针头大至绿豆大的疣状赘生物，表面蓬松枯槁，状如花蕊，一般为二三个，多则十余个至数十个不等，有时可呈群集状	慢性，有自然消退者	一般无自觉症状，易因外伤出血
扁瘊	多发于青年男女	好发于颜面部和手背	表面光滑的扁平丘疹，针头、米粒到绿豆大小，呈淡红色、褐色或正常皮肤颜色；数目很多，散在分布，或簇集成群，有的互相融合	慢性，可自行消退，但也可复发	一般无自觉症状，偶有瘙痒感
鼠乳	多见于儿童	好发于躯干和面部	半球形丘疹，米粒到黄豆、豌豆大小，中央有脐凹，蜡样光泽，挑破顶端可挤压出白色乳酪样物质，数目不定，呈散在性分布，不相互融合	有轻度传染性，可自行消退	一般无自觉症状

续表

病名	年龄	部位	皮损	病程	症状
跖疣	无特殊好发年龄，足部多汗者易发	手掌、足底或指（趾）间	角化性丘疹，中央稍凹，外周有稍带黄色高起的角质环，除去表面角质后，可见疏松的白色乳头状角质物，掐或挑破后，易出血，多时可融合成片	慢性，可融合成片	有明显的压痛，挤压则疼痛加剧
丝状疣	中年妇女多见	颈项或眼睑部位	单个细软的丝状突起，呈褐色或淡红色	可自行脱落后再新发	一般无自觉症状

鉴别诊断★

1. 扁平苔藓

多发于四肢伸侧、背部、臀部
皮疹为多角形扁平丘疹，表面有蜡样光泽，融合成片，
　　色呈暗红色
瘙痒较重

2. 鸡眼

多生于足底和趾间受压迫处
圆锥形角质增生
压痛明显

3. 胼胝

$$\begin{cases} 多发于跖部受压迫处 \\ 不整形角化斑片，中厚边薄 \\ 疼痛不甚 \end{cases}$$

治疗★★★

$$治疗原则\begin{cases} 清热解毒散结为主 \\ 疣目、扁瘊内外合治，其余疣外治为主 \end{cases}$$

1. 内治

（1）疣目（表10-5）

表10-5　疣目的辨证内治

证型	风热血燥证	湿热血瘀证
症状	疣目结节如豆，坚硬粗糙，色黄或红，舌红、苔薄，脉弦数	疣目结节疏松，色灰或褐，舌暗红、苔薄，脉细
治法	养血活血，清热解毒	清化湿热，活血化瘀
方剂	治瘊方	马齿苋合剂

（2）扁瘊（表10-6）

表10-6　扁瘊的辨证内治

证型	风热蕴结证	热瘀互结证
症状	皮疹淡红，数目较多，或微痒，病程短，舌红，脉浮数或弦	病程较长，皮疹较硬，其色黄褐或暗红，不痒不痛，舌红或暗红，脉沉弦
治法	疏风清热，解毒散结	活血化瘀，清热散结
方剂	马齿苋合剂加木贼草、郁金、浙贝母、板蓝根	桃红四物汤

2. 外治

各疣可选用木贼草、板蓝根、马齿苋、香附、薏苡仁等中药煎汤洗涤。

疣目——推疣法、鸦胆子散敷贴法、荸荠或荸蒂摩擦法

扁瘊——洗涤法、涂法（鸦胆子油）

鼠乳——挑治法（针头挑破患处，挤尽白色乳酪样物质）

跖疣——外敷法（千金散）、电灼法、手术挖除

丝状疣——结扎法、推疣法、激光烧灼、液氮冷冻

预防与调护★

疣目——避免摩擦和撞击

扁瘊——忌搔抓

鼠乳——保持局部清洁

跖疣——避免挤压

附：尖锐湿疣

1. 定义——尖锐湿疣是人类乳头瘤病毒所引起的病毒性赘生物，属于性传播疾病。中医病名为"瘙瘊"

2. 病因病机——房事不洁，感受秽浊之毒，湿热下注

西医学认为，本病病原体为人类乳头瘤病毒（HPV）的6、11、16、18型。

3. 诊断

发病部位多见于阴部、肛周，呈单发或多发形态多样的表皮赘生物，可互相融合

醋酸白试验阳性是特异性检查手段

4. 治疗

治疗原则——清热解毒，燥湿除疣

（2）内治

$\left\{\begin{array}{l}\text{湿毒下注证——利湿化浊，清热解毒——萆薢化湿汤} \\ \text{火毒炽盛证——清火解毒，化浊利湿——黄连解毒汤}\end{array}\right.$

（3）外治——以五妙水仙膏、鸦胆子涂敷

西医外治以抗病毒、激光、电灼等为主，必要时结合内治。

第四节　黄水疮

概念★★

1. 定义——黄水疮是一种发于皮肤、有传染性的化脓性
　　　　　皮肤病

2. 西医病名——脓疱疮

病因病机★

暑湿热毒，熏蒸肌肤

临床特征及诊断要点★★★

$\left\{\begin{array}{l}\text{流行特点——夏秋季，儿童尤为多见，有传染性} \\ \text{部位——好发于头面、四肢等暴露部位} \\ \text{皮损——红斑或水疱→脓疱→糜烂→脓痂→愈合} \\ \text{症状——瘙痒或疼痛} \\ \text{并发症——败血症、肺炎、急性肾炎}\end{array}\right.$

鉴别诊断★

1. 水痘

$\left\{\begin{array}{l}\text{冬春季流行}\\\text{全身症状明显}\\\text{大小不等发亮的水疱，疱大者可见脐窝，并见红斑、疱}\\\quad\text{疹、结痂等不同皮损}\end{array}\right.$

2. 脓窝疮

$\left\{\begin{array}{l}\text{常因疥疮、湿疹等继发感染而成}\\\text{脓疱壁较厚，破后疱陷成窝，结成厚痂}\end{array}\right.$

治疗★★★

治疗原则 $\left\{\begin{array}{l}\text{清热利湿为主}\\\text{实证祛邪为主，虚证健脾为主}\end{array}\right.$

1. 内治（表 10-7）

表 10-7　黄水疮的辨证内治

证型	暑湿热蕴证	脾虚湿滞证
症状	皮疹多而脓疱密集，色黄，周围有红晕，破后糜烂面鲜红，附近伴有臖核肿大，舌红、苔黄腻，脉濡数或滑数	脓疱稀疏，色淡白或淡黄，糜烂面淡红，伴有食纳少、大便溏薄，舌淡、苔薄微腻，脉濡细
治法	清暑利湿解毒	健脾渗湿
方剂	清暑汤	参苓白术散

2. 外治——解毒、收敛、燥湿——三黄洗剂

3. 其他疗法——抗生素

预防与调护★★★

> 皮肤清洁干燥，避免搔抓，宜清凉饮食
> 患儿隔离
> 患儿衣物消毒

第五节　癣

概念★★

1. **定义**——癣是指发生在表皮、毛发、指（趾）甲的浅部真菌性皮肤病

2. **临床特点**——传染性、长期性和广泛性

3. **中西医病名**

白秃疮——白癣——头

肥疮（黄癞）——黄癣——头

鹅掌风——手癣——手

脚湿气（臭田螺、田螺疮）——足癣——脚

圆癣（铜钱癣）——体癣——面部、颈部、躯干、四肢

紫白癜风（汗斑）——花斑癣——颈部、近端躯干，多汗部位

病因病机★

> 感染真菌
> 外感风湿热邪 ｝郁于腠理，淫于皮肤

传播途径★

接触传播

诊断要点★★★

1. 各类癣病的临床特点（表10－8）

表10－8 各类癣病的临床特点

病名	部位	皮损	症状	病程
白秃疮（白癣）	头顶枕部	头皮有圆形或不规则形的覆盖灰白鳞屑的斑片，病损区毛发干枯无泽，常在距头皮0.3～0.8cm处折断而呈参差不齐，病发根部包绕有白色鳞屑形成的菌鞘，脱发可愈，不留瘢痕	瘙痒	青春期可自愈
肥疮（黄癣）	头顶部→四周→全头部	黄癣痂融合成片，边缘翘起，中央黏着呈碟形，闻有鼠尿臭味，头发干枯，毛囊破坏成永久性脱发，萎缩性瘢痕	痒痛，可伴臖核肿痛	成年向愈，或终生不愈
鹅掌风（手癣）	单侧至双手	掌心或指缝水疱或掌部皮肤角化脱屑、水疱→干涸，叠起白屑，中心向愈→四周继发疱疹→反复发作后，手掌皮肤肥厚，枯槁干裂→甲板被蛀蚀变形，甲板增厚或萎缩翘起，色灰白而成灰指甲	瘙痒	慢性，反复发作

续表

病名	部位	皮损	症状	病程
脚湿气（足癣）	趾缝、足底	足弓水疱，趾间浸渍糜烂，渗流滋水，角化过度，脱屑（水疱型、糜烂型、脱屑型）。皮肤破损→继发感染→小腿丹毒、红丝疗或足丫化脓	瘙痒	夏秋季病重
圆癣（体癣）	面部、颈部、躯干、四肢近端。股胯、外阴（阴癣）	丘疹或水疱→钱币型红斑，细薄鳞屑，中央皮疹消退，呈自愈倾向，但向四周蔓延，有丘疹、水疱、脓疱、结痂等损害。特征为环形或多环形、边界清楚、中心消退、外周扩张的斑块	瘙痒	多在夏季发作或扩大，入冬痊愈或减轻
紫白癜风（花斑癣）	颈项躯干，尤其是多汗部位及四肢近心端	大小不一、边界清楚的圆形或不规则的无炎症性斑块，色淡褐、灰褐至深褐色，或轻度色素减退，可附少量糠秕状细鳞屑，常融合成片	轻微痒感	常夏发冬愈，复发率高

2. 实验室检查

$\begin{cases} 真菌直接镜检——阳性 \\ 真菌培养——阳性 \end{cases}$

治疗★★★

治疗原则——杀虫止痒，外治为主

1. 内治（表10-9）

表10-9 癣病的辨证内治

证型	风湿毒聚证	湿热下注证		
症状	肥疮、鹅掌风、脚湿气，症见皮损泛发，蔓延浸淫，或大部分头皮、毛发受累，黄痂堆积，毛发脱落而头皮光秃；或手如鹅掌，皮肤粗糙，或深在性水疱；或趾丫糜烂、浸渍剧痒；苔薄白，脉濡	脚湿气伴抓破染毒，症见足丫糜烂，渗流臭水或化脓，肿连足背，或见红丝上窜，胯下臀核肿痛，甚或形寒高热，舌红、苔黄腻，脉滑数		
治法	祛风除湿，杀虫止痒	清热化湿，解毒消肿		
方剂	消风散	湿重于热——萆薢渗湿汤	湿热兼淤——五神汤	湿热并重——龙胆泻肝汤

2. 外治

（1）白秃疮、肥疮

拔发疗法

方法——剪发后每天用 0.5% 的明矾水或热肥皂水洗头，然后在病灶处用 5% 硫黄软膏敷盖，每天换药 1 次。1 周后病发松动时，再用镊子将病发连根拔除，继续薄涂原用药膏，每天 1 次，连续 2~3 周

（2）鹅掌风、脚湿气

水疱型——癣药水、复方土槿皮酊外搽，二矾汤熏洗，鹅掌风浸泡方或藿黄浸剂浸泡

糜烂性——高锰酸钾溶液、硼酸溶液、二矾汤浸泡，皮脂膏或雄黄膏外搽

脱屑型——雄黄膏、水杨酸软膏外搽，鹅掌风浸泡方或藿黄浸剂浸泡

（3）灰指甲

癣药水或 3% 冰醋酸外涂，鹅掌风浸泡方浸泡，白凤仙花捣烂敷病甲上

拔甲疗法

（4）圆癣——外搽癣药水、复方土槿皮酊

（5）紫白癜风——密陀僧散、癣药水、1% 土槿皮酊外搽

3. 其他疗法

抗真菌药（伊曲康唑、特比萘芬、氟康唑等）口服

外用抗菌药物如咪唑类

预防与调护★★★

加强宣传

讲究卫生

早发现，早治疗，坚持治疗

消灭真菌

第六节　虫咬皮炎

概念★★

1. **定义**——虫咬皮炎是指被虫类叮咬，接触其毒液或虫体的毒毛而引起的一种皮炎

2. **临床特点**

$\begin{cases} \text{皮肤上呈丘疹样风团，上有针头大小的瘀点、丘疹或水疱} \\ \text{呈散在性分布} \end{cases}$

病因病机★

$\left.\begin{array}{l} \text{昆虫叮咬} \\ \text{接触虫体} \\ \text{禀性不耐} \end{array}\right\}$邪毒侵入肌肤→过敏

临床表现★★★

$\begin{cases} \text{季节——夏季} \\ \text{部位——好发于暴露部位} \\ \text{皮损——丘疹、风团或瘀点，或见红斑、丘疱疹，中央} \\ \qquad\quad\ \text{常可见刺吮点} \\ \text{症状——奇痒，严重者畏寒发热、头痛、恶心，全身中} \\ \qquad\quad\ \text{毒症状} \end{cases}$

治疗★★★

治疗原则$\begin{cases} \text{预防为主} \\ \text{发病以外治为主（清热解毒止痒）} \end{cases}$

1. 内治

热毒蕴结证——清热解毒，消肿止痒

　　　　　　——五味消毒饮合黄连解毒汤

2. 外治

> 红斑、丘疹、风团——薄荷三黄洗剂
> 生于毛发处——50%百部酊
> 感染邪毒——马齿苋煎汤湿敷，青黛散油剂涂搽
> 松毛虫、桑毛虫皮炎——橡皮膏粘去毛刺，外涂5%碘酒
> 蜂螯虫炎——去毒刺，外用紫金锭

预防与调护★

> 清洁卫生，消灭害虫
> 涂防虫叮咬药物
> 忌发物，多饮水

第七节　疥　疮

概念★★

1. 定义——疥疮是由疥虫（疥螨）寄生在人体皮肤所引
　　　　　起的一种接触传染性皮肤病

2. 临床特点★★★

> 夜间剧痒，集体宿舍或家庭人员中有类似发病者
> 好发于皮肤薄嫩和皱褶处，如手指缝、腋下、腹股沟等处
> 皮损为红色丘疹、丘疱疹，可见灰白色、浅黑色或普通
> 　皮色的隧道
> 可找到疥虫

病因、传播途径 ★★

疥虫——通过密切接触而传染

治疗 ★★★

治疗原则 { 杀虫止痒为主要治法
隔离治疗，外治为主

1. 内治

湿热蕴结证——清热化湿，解毒杀虫——黄连解毒汤合
三妙丸

2. 外治

（1）药物

杀虫为主——5%～20%的硫黄软膏外涂，为特效药物

{ 小儿——5%～10%
成人——10%～15%，病程久者可用20%

（2）用法

{ 先洗——花椒9g、地肤子30g煎汤或温水肥皂洗涤
后搽——先搽好发部位，再搽全身，每天早晚各1次，
连用3天
再洗——第4天洗澡，换洗席被，此为1个疗程
消毒——所用衣被煮沸消毒或充分曝晒

预防与调护 ★★★

{ 注意个人卫生，接触患者后用肥皂水洗手，消毒，隔离
忌发物

第八节 日晒疮

概念

1. **定义** ★★——日晒疮是指皮肤受日光曝晒而引起的炎症性皮肤病
2. **西医病名**——日光性皮炎
3. **临床特点** ★★★

> 盛夏或春末夏初季多见
> 多发在皮肤暴露部位
> 局部出现焮红漫肿，甚则燎浆起疱，灼热痒痛

病因病机 ★

> 禀赋不耐　湿热内蕴，内外合邪，灼伤肌肤→湿热壅滞
> 热毒侵袭　肌肤

诊断要点 ★

> 部位——好发于皮肤暴露部位，如颜面、颈项、前臂、手背
> 皮损——弥漫性红斑、水肿，重者出现水疱、糜烂，慢性损害可出现皮肤增厚、角化
> 症状——灼热、瘙痒，甚至刺痛
> 病程——轻者2～3天逐步消退，反复发作，出现慢性损害，迁延不愈

治疗★★★

1. 内治（表 10 - 10）

表 10 - 10　日晒疮的辨证内治

证型	热毒侵袭证	暑湿热毒证
症状	多见于夏季，暴露部位日晒后弥漫性潮红肿胀，或者红色丘疹集簇，甚者水疱、大疱，局部刺痛、灼热、瘙痒，可伴有发热、头痛、口渴、大便干结、小便黄赤，舌红或红绛、苔黄，脉数	日晒部位皮肤红肿，红色丘疹、小水疱、糜烂、渗液，瘙痒较著，可伴身热不扬、头胀痛、胸闷、纳呆、小便短赤，舌质红、苔白腻或黄腻，脉滑数或濡数
治法	清热凉血解毒	清暑利湿解毒
方剂	清营汤	三石汤合清暑汤

2. 外治——炉甘石洗剂、氧化锌油、湿润烧伤膏、青黛膏

预防与调护★★★

avoid 避免烈日过度曝晒，外出时注意防晒
避免接触光感性物质
发作期间，皮损局部禁用热敷，避免搔抓

第九节　湿　疮

概念★★

1. 定义——湿疮是一种总有潮湿、渗液、结痂的过敏性炎症性皮肤病

2. 分类——急性、亚急性、慢性

3. 不同部位的名称

$$\left\{\begin{array}{l}耳部——旋耳疮\\手足部——瘑疮\\阴囊部——肾囊风\\脐部——脐风\\肘、膝弯曲部——四弯风\\乳头——乳头风\end{array}\right.$$

4. 不同皮损的名称

$$\left\{\begin{array}{l}浸淫全身，滋水较多——浸淫疮\\以丘疹为主——血风疮、粟疮\end{array}\right.$$

病因病机★★

$$风、湿、热邪浸淫肌肤\left\{\begin{array}{l}急性——湿热\\亚急性——脾虚湿恋\\慢性——血虚风燥\end{array}\right.$$

诊断要点★★★

1. 部位

$$\left\{\begin{array}{l}发生于任何部位，可泛发全身，常发于头面、耳后、手\\\quad 足、阴囊、外阴、肛门等\\呈对称分布，无明显边界\end{array}\right.$$

2. 临床特点

皮损对称分布（对称性）

多形损害（多形性）

剧烈瘙痒（瘙痒性）

湿润倾向（渗出性）

反复发作，易成慢性（复发性）

3. 病期（表 10 - 11）

表 10 - 11　湿疮不同病期鉴别

病证	急性湿疮 （急性湿疹）	亚急性湿疮 （亚急性湿疹）	慢性湿疮 （慢性湿疹）
皮损	常为对称性、多形性（红斑、潮红、丘疹、丘疱疹、水疱、脓疱、流滋、结痂并存），丘疱疹或水疱搔破后流滋、糜烂、结痂	以丘疹、结痂、鳞屑为主，仅有少量水疱及轻度糜烂	皮肤肥厚粗糙，触之较硬，色暗红，皮纹显著或呈苔藓样变。常覆有鳞屑
症状	瘙痒剧烈	剧烈瘙痒，夜间尤甚	夜间或精神紧张、饮酒、食辛辣发物时痛痒加剧
其他	继发感染而伴臖核肿大	常由急性湿疮未能及时治疗，或处理失当，病程迁延所致；亦可初发即呈亚急性	局限于某一部位，如小腿、手足、肘窝、膝窝、外阴、肛门等处。病程较长，反复发作，时轻时重

鉴别诊断★★★

1. 急性湿疮与接触性皮炎鉴别（表 10 - 12）

表 10 - 12　急性湿疮与接触性皮炎鉴别

	急性湿疮	接触性皮炎
病因	病因常不明确	常有明显的病因
部位	不固定，常对称发生	常限于接触部位
接触史	不明确	有
主要症状	瘙痒剧烈	痒或灼热感
转归	常有复发倾向	去除病因则较快痊愈，不再接触即不复发

2. 慢性湿疮与牛皮癣鉴别（表 10 - 13）

表 10 - 13　慢性湿疮与牛皮癣鉴别

	牛皮癣	慢性湿疮
好发部位	颈项、肘、尾骶部，皮损常不对称	局限于某一部位
皮损	苔藓样变，倾向干燥，无多形性损害	表面覆有鳞屑，可见新丘疹或水疱，有少量流滋

治疗★★★

治疗原则——清热利湿，润肤止痒

$$\begin{cases} 急性——清热利湿止痒 \\ 慢性——养血润肤为主 \end{cases}$$

1. 内治（表 10 – 14）

表 10 – 14　湿疮的辨证内治

证型	湿热蕴肤证	脾虚湿蕴证	血虚风燥证
症状	发病快，病程短。皮损红肿，有丘疱疹，灼热瘙痒无休，抓破渗液流滋水，舌红，脉滑或数	发病较缓。皮损潮红，有丘疹，瘙痒，抓后糜烂渗出，可见鳞屑，伴纳少，舌淡胖、苔白腻，脉弦缓	病程久，反复发作。皮损色暗或色素沉着，或皮损粗糙肥厚，剧痒难忍，遇热或肥皂水洗后瘙痒加重，舌淡、苔白，脉弦细
治法	清热利湿止痒	健脾渗湿止痒	养血润肤，祛风止痒
方剂	龙胆泻肝汤合萆薢渗湿汤	除湿胃苓汤、参苓白术散	当归饮子、四物消风饮

2. 外治

（1）急性湿疮

　初起潮红、丘疹，或无渗液——三黄洗剂、炉甘石洗剂外搽

　水疱糜烂、渗出明显——选用黄柏、生地榆、马齿苋、野菊花等煎汤，或 10% 黄柏溶液湿敷，或 2% ~3% 硼酸水冷敷

　后期滋水较少——黄连膏、青黛膏外搽

（2）亚急性湿疮——三黄洗剂、3% 黑豆馏油、5% 黑豆馏油软膏

（3）慢性湿疮——青黛膏、硫黄软膏

3. 其他疗法

（1）内服——抗组胺药、镇静剂

（2）外用
$\begin{cases} 急性期——氧化锌油、硼酸溶液、糖皮质激素 \\ \qquad\quad 搽剂 \\ 亚急性期——糖皮质激素乳剂、糊剂 \\ 慢性期——软膏、硬膏、涂膜剂 \end{cases}$

预防与调护★

$\begin{cases} 急性湿疮忌用刺激性物品或食盐水清洗患处，避免过度 \\ \qquad 搔抓 \\ 忌食发物 \\ 暂缓预防注射各种疫苗和接种牛痘 \end{cases}$

附：婴儿湿疮

1. 定义——婴儿湿疮是发生于 1～2 岁婴儿的过敏性皮肤病，又称奶癣、胎敛疮。本病相当于西医学的婴儿湿疹

2. 临床特点——好发于头面部，严重者可延及躯干和四肢，患儿常有家族过敏史。多见于人工哺乳的婴儿

3. 诊断——根据发病年龄及皮损特点，可分为脂溢型、湿型（渗出型）和干型（干燥型）三型

4. 治疗——内治、外治相结合

（1）内治（表 10 – 15）

表 10 – 15　婴儿湿疮的辨证内治

证型	胎火湿热证	脾虚湿蕴证
治法	凉血清火，利湿止痒	健脾利湿
方剂	消风导赤汤	小儿化湿汤

（2）外治

脂溢型和湿型——生地榆、黄柏煎水或马齿苋合剂、2%硼酸水湿敷；青黛散油、黄连油或蛋黄油外搽

干型——三黄洗剂、黄柏霜外搽

第十节　接触性皮炎

概念★★

1. 定义——接触性皮炎是指皮肤或黏膜接触某些外界致病物引起的皮肤急性或慢性炎症反应

2. 临床特点

发病前有明显接触某种物质病史（潜伏期第一次接触4～5天以上，再次接触1天以内）

接触部位红斑、肿胀、丘疹、水疱或大疱、糜烂、渗出等

自觉瘙痒、灼热感

起病较急，去除致敏物易痊愈

3. 中医病名——漆疮、膏药风、马桶癣

病因病机★

禀赋不耐→接触过敏物质或外受热毒→蕴于肌肤而成

诊断要点★★★

病史——明显过敏物接触史

部位——暴露部位（面、颈、四肢）

皮损——红斑、肿胀、丘疹、水疱或大疱、糜烂、渗出

症状——瘙痒、烧灼，甚（或）疼痛

愈合——除去病因痊愈，或转亚急性或慢性

鉴别诊断★★★

1. 急性湿疮（同前）

2. 颜面丹毒
无明显接触史

全身症状严重（高热、寒战、头痛、恶心）

以水肿性红斑为主，色如涂丹

自感灼热、疼痛而无瘙痒

治疗★★★

首先避免接触过敏物质

治疗原则清热祛湿止痒为主

急性清热祛湿为主，慢性养血润燥为主

1. 内治（表 10 – 16）

表 10 – 16　接触性皮炎的辨证内治

证型	风热蕴肤证	湿热毒蕴证	血虚风燥证
症状	头面部红斑或丘疹，瘙痒、灼热，伴心烦、口干、小便微黄，舌红、苔薄白或薄黄，脉浮数	皮损鲜红肿胀，上有水疱或大疱，伴发热、口渴、大便干、小便短黄，舌红苔黄，脉弦滑数	皮损肥厚干燥有鳞屑，或苔藓样变，舌淡红、苔薄，脉弦细
治法	疏风清热止痒	清热祛湿，凉血解毒	养血润燥，祛风止痒
方剂	消风散	龙胆泻肝汤合化斑解毒汤	当归饮子合消风散

2. 外治

红斑、丘疹为主——三黄洗剂、炉甘石洗剂

大量渗出、糜烂——中药煎水湿敷或 3% 硼酸液、10% 黄柏液

慢性——软膏或霜剂，黑豆馏油、皮质类固醇激素乳膏

预防与调护★★★

忌发物

避免接触过敏物

避免搔抓，注意职业防护

第十一节　药　毒

概念★★★

1. 定义——药毒是指药物通过口服、注射或皮肤黏膜直接用药等进入人体后所引起的皮肤或黏膜急性炎症反应

2. 临床特点

> 发病前有用药史
>
> 有一定的潜伏期（初次用药 5～20 天内），重复用药 24 小时内发生
>
> 常突然发病，灼热瘙痒
>
> 皮损形态多样，颜色鲜艳
>
> 一般泛发、对称，极少限于局部

3. 西医病名——药物性皮炎

病因病机★★

1. 禀赋不耐，邪毒侵犯（风热、血热、湿热、气阴两伤所致）

2. 引起药毒的常见药物——抗生素类、解热镇痛类、磺胺类、巴比妥类、安眠药、中药及预防接种的生物制品

诊断要点 ★★★

1. 症状

病史——发病前有用药史

潜伏期——初次用药 5～20 天内，重复用药 24 小时内发生

皮损——形态多样，颜色鲜艳，一般是全身性、对称性、泛发性，极少局限

症状——灼热、瘙痒，重者伴有发热、倦怠、大便干燥、小便黄赤等全身症状

2. 常见类型

（1）固定型

皮损——圆形或椭圆形水肿性紫红斑，边界清楚

重者——中央有水疱，愈后留色素沉着，发作愈频则色素愈深，再次服用同种药物后则在同一部位发生，也可同时增加新的损害，数目可单个或多个

部位——全身任何部位，以口唇及口周、龟头、肛门等处的皮肤黏膜为最常见

（2）荨麻疹型——皮损同荨麻疹，但色泽更红艳，持续时间较长，剧痒刺痛，重者出现口唇、包皮等皮肤黏膜疏松部位的血管神经性水肿

（3）麻疹样或猩红热样发疹型

皮损——针头至米粒大小的丘疹或斑丘疹，稀疏或密集分布

顺序——自上而下发疹，以躯干为主，也可扩展到四肢

症状——色红灼热，常有不同程度的瘙痒

（4）湿疹型——大都先由外用药物引起局部接触过敏，发生湿疹样皮炎后，再经内服、注射、外用相同或化学结构相似的药物后发生，自觉剧烈瘙痒，或有发热不适等全身症状

（5）多形红斑型

皮损——豌豆至蚕豆大圆形或椭圆形水肿性红斑或丘疹，中央常有水疱，边缘带紫色，对称性，四肢为多

伴发——发热、关节痛、腹痛等全身症状

重者——口腔、眼部、外阴及肛周黏膜出现水疱、糜烂，疼痛较剧，可出现高热寒战、重要脏器受损等症状

（6）紫癜型——双小腿出现针尖至绿豆大小瘀点或瘀斑，呈紫红色，重者可累及四肢、躯干，甚者可出现血疱

（7）大疱性表皮松解型——最严重的一型

皮损——大片鲜红色或紫红色斑片，自觉灼痛，迅速出现松弛性水疱及大疱，形似烫伤，尼氏征阳性，大疱易擦破，创面为牛肉样红色

全身症状——高热、烦躁，严重者可出现神昏谵语，甚至昏迷

部位——除了皮肤，口腔、支气管、食道、眼结膜等处黏膜及心、肝、肾、脑等脏器均可同时受累

（8）剥脱性皮炎或红皮病型——此型较为严重。起病较急，呈进行性加重

皮损——初始多呈麻疹、猩红热样表现，继而全身皮肤
　　　潮红、肿胀，呈鲜红色至棕红色，大量脱屑，
　　　手足部可出现手套或袜套样剥脱，重者毛发、
　　　指甲都可以脱落

全身症状——恶寒、高热、烦躁口渴，甚至有肝肾损害
　　　而出现昏迷、衰竭

3. 实验室检查——血常规白细胞增多，嗜酸性粒细胞增高

鉴别诊断★

1. 麻疹——发病前有咳嗽、流涕、眼结膜充血、发热等
　　　症状，皮疹同时口腔颊黏膜可见麻疹黏膜斑

2. 猩红热——皮疹前有高热、怕冷等明显全身症状，典
　　　型者伴有杨梅舌、口周苍白圈等

治疗★★★

治疗原则 { 停用一切可疑药物
　　　　　 清热利湿解毒为主

1. 内治（表 10 − 17）

表 10 − 17　药毒的辨证内治

证型	湿毒蕴肤证	热毒入营证	气阴两虚证
症状	红斑、丘疹、风团、水疱，甚则糜烂渗液，舌红、苔薄白或黄，脉滑或数	鲜红或紫色，甚则为紫斑、血疱，灼热痒痛，舌红绛、苔少或镜面舌，脉洪数	后期大片脱屑，伴低热、神疲乏力、气短、口干欲饮，舌红少苔，脉细数

续表

证型	湿毒蕴肤证	热毒入营证	气阴两虚证
治法	清热祛湿，解毒止痒	清热凉血，解毒护阴	益气养阴清热
方剂	萆薢渗湿汤、龙胆泻肝汤	清营汤	增液汤合益胃汤

2. 外治

$\begin{cases} \text{无渗出——马齿苋或大青叶煎汤外洗，炉甘石洗剂外涂} \\ \text{潮红肿胀、糜烂渗出——马齿苋等中药湿渍} \\ \text{脱屑干燥——中药熏洗，黄连膏涂擦} \end{cases}$

3. 其他疗法

（1）轻型药毒——抗组胺、维生素 C、钙剂

（2）重型药毒——早期足量使用皮质类固醇激素，加强全身支持治疗，加强护理，避免继发感染

（3）过敏性休克——皮下注射 1∶1000 肾上腺素 0.5～1mL，并静脉推注相当于泼尼松 1mg/kg 的皮质激素（氢化可的松、地塞米松或甲泼尼龙），吸氧，保持气道通畅，必要时气管插管或切开

预防与调护★

$\begin{cases} \text{合理用药} \\ \text{密切观察} \\ \text{忌辛辣发物} \end{cases}$

第十二节 瘾 疹

概念 ★★★

1. 定义——瘾疹是一种皮肤出现风团、时隐时现的瘙痒性、过敏性皮肤病

2. 疾病分类——急性和慢性（病程超过6周，持续反复）

3. 临床特点

> 皮肤上出现瘙痒性风团，发无定处
> 骤起骤退，退后不留痕迹

4. 西医病名——荨麻疹

病因病机 ★

> 禀赋不足，表虚不固——本
> 风寒、风热、湿热、寄生虫——外邪
> 情志内伤、冲任不调、肝肾不足、血虚生风——内伤

诊断要点 ★★★

1. 症状

> 皮损为形态不一、大小不等的风团
> 呈红色或白色，成批出现，时隐时现，灼热瘙痒
> 侵犯消化道——恶心呕吐、腹痛、腹泻
> 侵犯咽喉——喉头水肿、呼吸困难、气闷窒息，甚则晕厥

2. 辅助检查

> 皮肤划痕试验——阳性
> 血常规——嗜酸性粒细胞比例升高

鉴别诊断★

丘疹性荨麻疹——多与昆虫叮咬有关，散在分布，顶端
有小水疱，周围纺锤形风团样丘疹。
瘙痒明显，儿童多见

治疗★★★

1. 内治（表 10－18）

表 10－18　瘾疹的辨证内治

证型	风寒束表证	风热犯表证	胃肠湿热证	血虚风燥证
症状	风团色白，遇寒加重，得暖则减，舌淡红，脉浮紧	风团鲜红，灼热剧痒，遇热加重，得冷则减，舌质红，脉浮数	风团片大色红，瘙痒剧烈，伴脘腹疼痛、恶心呕吐、大便秘结或泄泻，舌质红、苔黄腻，脉弦滑数	迁延日久，伴面色㿠白、口干舌燥、手足心热，舌红少津，脉沉细
治法	疏风散寒止痒	疏风清热止痒	疏风解表，通腑泄热	养血祛风，润燥止痒
方剂	麻黄桂枝各半汤	消风散	防风通圣散	当归饮子

2. 外治

中药熏洗 ｛风团红，瘙痒明显——解毒止痒药马齿苋、白鲜皮
风团色淡白，皮肤干燥——健脾养血药当归、茯苓、
白术

3. 其他疗法

急性——抗组胺药、钙剂，严重者累及黏膜可短期应用
皮质类固醇激素（0.1% 肾上腺素皮下或肌内
注射）

慢性——积极寻找病因，抗组胺药为主

预防与调护★

禁过敏药物及食物
忌辛辣鱼腥、酒
加强自身锻炼

第十三节 猫眼疮

概念★★

1. 定义——猫眼疮是一种以靶形或虹膜样红斑为主，兼
有丘疹或丘疱疹等多形性损害的急性炎症性
皮肤病。古称"雁疮""寒疮"

2. 临床特点

发病急骤，好发于冬春季节
皮损为具有虹膜样特征的红斑、丘疹、丘疱疹等多形性
损害
严重者可有黏膜、内脏损害

3. 西医病名——多形性红斑

病因病机 ★

禀赋不耐——本
寒湿或风湿热蕴阻——标
感染，药物、食物过敏，物理因素——诱因

诊断要点 ★★★

1. 症状

（1）前驱症状——头痛，低热，四肢倦怠，食欲不振，关节、肌肉疼痛

（2）轻症
青年女性为多
皮损多形性、呈靶形损害或虹膜状损害

（3）重症——皮疹泛发全身，伴口腔、外阴黏膜及眼部损害，兼有高热、头痛，甚至伴发支气管炎、消化道出血、关节炎及内脏损害

2. 实验室检查

血沉增快，抗链球菌溶血素"O"增高，C反应蛋白阳性
白细胞计数及嗜酸性粒细胞比例增高
可出现蛋白尿、尿素氮升高

鉴别诊断 ★

与冻疮、疱疹样皮炎鉴别。

治疗 ★★★

治疗原则——去除病因，对症治疗

1. 内治（表 10 – 19）

表 10 – 19　猫眼疮的辨证内治

证型	风寒阻络证	风热蕴肤证	湿热蕴结证	火毒炽盛证
症状	冬季发病，红斑水肿，色暗红或紫红，遇冷加重，得热则减，舌淡，苔白，脉沉紧	红斑、丘疹、小风团、色鲜红，可伴发热、咽干咽痛、关节酸痛，舌红、苔薄黄，脉浮数	红斑水肿，色鲜红，水疱，或伴发热头重、身倦乏力、纳呆呕恶、溲赤便秘，舌红、苔黄腻，脉弦滑	泛发红斑、水疱、糜烂、瘀斑、口腔、二阴破溃糜烂，舌质红、苔黄，脉滑数
治法	温经散寒，活血通络	疏风清热，凉血解毒	清热利湿，解毒止痒	清热凉血，解毒利湿
方剂	当归四逆汤	消风散	龙胆泻肝汤	清瘟败毒饮合导赤散

2. 外治

- 三黄洗剂湿敷，黄连膏外搽
- 马齿苋、黄柏、地榆煎汤冷敷
- 生肌散、锡类散外吹

3. 其他疗法——抗组胺剂、钙剂、维生素 C，重者应用皮质类固醇激素

预防与调护★

- 控制感染
- 避免刺激
- 忌辛辣发物
- 加强护理

第十四节　葡萄疫

概念 ★★★

1. **定义**——葡萄疫是皮肤、黏膜下出现瘀点或瘀斑为主
要表现的一种血管炎性疾病

2. **分类**——单纯型、关节型、腹型、肾型

3. **临床特点**

$\begin{cases} \text{皮肤黏膜出现紫红色瘀点、瘀斑，压之不退色} \\ \text{可伴有腹痛、关节痛或肾脏损害} \end{cases}$

4. **病名** $\begin{cases} \text{中医——葡萄疫（首见于《外科正宗》）} \\ \text{西医——过敏性紫癜} \end{cases}$

病因病机 ★

$\left.\begin{array}{l} \text{禀性不耐} \\ \text{邪伤脉络} \end{array}\right\}$ 血不循经或瘀血阻络→凝滞肌肤，累及脏腑

诊断要点 ★★★

$\begin{cases} \text{诱因——发病前有上呼吸道感染、进食鱼虾发物或药物史} \\ \text{部位——四肢伸侧为主，以小腿最为常见} \\ \text{皮疹——针尖至绿豆大小瘀点、瘀斑，色泽鲜红或暗红，} \\ \qquad\qquad \text{压之不退色，严重者可见风团、红斑、血疱、溃} \\ \qquad\qquad \text{疡、坏死} \\ \text{症状——无瘙痒或偶有瘙痒} \\ \text{特殊表现——关节型可有关节疼痛；腹型可有恶心呕吐、} \\ \qquad\qquad\qquad \text{腹痛腹泻乃至便血；肾型可有蛋白尿、} \\ \qquad\qquad\qquad \text{血尿、管型尿，后期可发展成慢性肾炎、} \\ \qquad\qquad\qquad \text{尿毒症} \end{cases}$

鉴别诊断★

与血小板减少性紫癜、血友病鉴别。

治疗★★★

治疗原则——早期清热凉血、活血化瘀，后期补益肝肾

1. 内治（表10－20）

表10－20　葡萄疫辨证内治

证型	热毒发斑证	湿热伤络证	脾气亏虚证	脾肾两虚证
症状	起病急，疹出鲜红密集；伴发热恶寒，咽痛口干，甚则鼻衄，大便秘结，小便短赤；舌质红绛、苔黄腻，脉洪数。多见于单纯型	皮疹多见于下肢，为鲜红色较密集的瘀点、瘀斑或大片紫癜；伴关节红肿疼痛、肿胀，或恶心、呕吐、腹痛、便血，或血尿；舌质红、舌苔黄腻，脉滑数。本证多见于关节型、腹型及肾型	病程较长，反复发作，迁延日久，皮疹紫暗或暗淡，分布稀疏；伴面色萎黄，神疲气短，自汗乏力，纳呆便溏；舌质淡，或有齿痕，舌苔薄，脉濡细	病程日久，反复发作，皮疹紫红，伴见面色萎黄，神疲乏力，午后潮红、颧红盗汗，五心烦热；舌质红，少苔，脉细数。或皮疹淡紫，触之欠温，遇寒加重；伴见头晕耳鸣，腰膝酸软，身寒肢冷，腹痛喜按，食少纳呆，五更泄泻；舌质淡、舌苔薄，脉沉迟

续表

证型	热毒发斑证	湿热伤络证	脾气亏虚证	脾肾两虚证
治法	清热凉血，化瘀消斑	清热利湿，通络消斑	健脾益气，养血止血	滋阴降火，温脾肾阳
方剂	犀角地黄汤合银翘散	犀角地黄汤	归脾汤	大补阴丸或金匮肾气丸

2. 外治——黄连膏外涂，炉甘石洗剂外擦

3. 其他疗法——抗组胺药、维生素 C、芦丁、钙剂，腹型及肾型可应用皮质类固醇激素、免疫抑制剂

预防与调护★

积极寻找并消除可能病因

清淡饮食，忌辛辣发物

注意休息，避免劳累、外伤

第十五节　瓜藤缠

概念★★

1. 定义——瓜藤缠是一种发生于下肢的结节红斑性、皮肤血管炎性皮肤病

2. 临床特点

发病急，6 周左右自愈，易复发

小腿伸侧，皮下结节、斑块，色红、疼痛

青年女性、春秋季多

3. 西医病名——结节性红斑

病因病机 ★

湿热、寒湿→气血瘀滞

诊断要点 ★★★

1. 症状

前驱症状——低热、倦怠、咽痛、食欲不振等

部位——好发小腿伸侧

皮损——红色疼痛性结节，对称分布，蚕豆至李核大小，
皮肤紧张

症状——疼痛

2. 实验室检查——白细胞总数正常或稍高，血沉加快

鉴别诊断 ★

与硬结性红斑、皮肤变应性血管炎鉴别。

治疗 ★★★

治疗原则——活血化瘀，清热利湿或散寒祛湿

1. 内治（表 10 – 21）

表 10 – 21 瓜藤缠辨证内治

证型	湿热瘀阻证	寒湿入络证
症状	发病急骤，皮下结节，高出皮面，灼热红肿；伴头痛，咽痛，发热口渴；舌红、苔腻，脉滑数	皮损暗红，反复缠绵不愈；伴关节痛，遇寒加重，肢冷，口不渴；苔白腻，脉沉缓

续表

证型	湿热瘀阻证	寒湿入络证
治法	清热利湿，祛瘀通络	散寒祛湿，化瘀通络
方剂	萆薢渗湿汤合桃红四物汤	阳和汤

2. 外治——消炎、散结、止痛

> 结节较大，肿痛明显——外敷金黄膏、四黄膏
> 结节暗红，红肿不显——外敷冲和膏

3. 其他疗法——非甾体类抗炎药物、皮质类固醇激素、
　　　　　　针灸

预防与调护★

> 抬高患肢
> 忌食烟酒发物
> 避风寒，防复发

第十六节　风瘙痒

概念★★

1. 定义——风瘙痒是一种无明显原发性皮损而以瘙痒为
　　　　主要症状的皮肤感觉异常的皮肤病

2. 分类

> 局限性——头皮、外耳道或阴部、肛门周围
> 泛发性——全身

3. 临床特点

> 皮肤阵发性瘙痒
> 搔抓后出现抓痕、血痂、色素沉着和苔藓样变

4. 病名

中医——风瘙痒（痒风、血风疮）
西医——皮肤瘙痒症

病因病机★★

风热血热，蕴于肌肤
气血亏虚，生风化燥 }致痒
湿热内蕴，郁于皮肤

诊断要点★★★

好发于老年及青壮年，多见于秋冬季，偶见夏季
无原发皮损，可继发抓痕、血痂、苔藓样变、色素沉着
局限性者，以肛门、阴囊、女阴部位最常见
瘙痒剧烈
伴寐差、头晕、精神忧郁及食欲不振
病情持续不能缓解者，建议查血糖、肝肾功能等，以排
　除系统性疾病

鉴别诊断★

与虱病、疥疮鉴别。

治疗

治疗原则——祛风清热凉血

1. 内治★★★ （表10-22）

表10-22 风瘙痒的辨证内治

证型	风热血热证	湿热内蕴证	血虚肝旺证
症状	皮肤瘙痒遇热更甚，抓后血痂，伴心烦、口渴，舌质红、苔薄黄，脉浮数	瘙痒不止，抓破后继发感染或湿疹样变，伴小便黄赤、大便秘结，舌质红、苔黄腻，脉滑数或弦数	皮肤干燥，抓破后有少量脱屑，伴头晕眼花、失眠多梦，舌红、苔薄，脉细或弦数
治法	疏风清热，凉血止痒	清热利湿止痒	养血平肝，祛风止痒
方剂	消风散合四物汤	龙胆泻肝汤	当归饮子

2. 外治★★★

中药熏洗——无明显抓痕、血痂及皮疹无渗出者

中药蒸汽——皮损肥厚，呈苔藓样变者

中药涂搽——有湿疹样变者，可外搽三黄洗剂，每日3～4次

中药封包——皮肤干燥、脱屑者，外用黄连膏或维生素E霜等润肤膏

3. 其他疗法★

全身疗法——抗组胺及镇静药物

局部疗法——外用药，止痒为主

耳针疗法——枕部、神门、肺区、肾上腺等穴埋针或埋豆，每周1次

预防与调护 ★

- 忌酒和辛辣发物
- 避免搔抓刺激及热水洗烫
- 宜棉质衣物
- 心情舒畅

第十七节　牛皮癣

概念

1. **定义 ★★**——牛皮癣是一种皮肤状如牛项之皮，厚而且坚的慢性瘙痒性皮肤病。又称摄领疮（颈项部）、顽癣（缠绵顽固）

2. **西医病名**——慢性单纯性苔藓，又称神经性皮炎

3. **临床特点 ★★★**

- 好发于颈项、额部、眼睑、肘部、尾骶等易受摩擦部位
- 皮损为有聚集倾向的圆形或多角形扁平丘疹
- 剧烈瘙痒，呈阵发性，情绪波动时瘙痒加剧
- 搔抓后皮损肥厚，皮沟加深，皮嵴隆起，表面干燥粗糙，形成苔藓样变

病因病机 ★★

- 初起——风湿热邪郁滞
- 病久——血虚生风化燥
- 诱因——情志内伤，风邪侵扰
- 病机——营血失和，气血凝滞

鉴别诊断★

与慢性湿疮、紫癜风、原发性皮肤淀粉样变鉴别。

治疗

治疗原则——疏风清热、养血润燥

1. 内治★★★ （表10-23）

表10-23　牛皮癣的辨证内治

证型	肝郁化火证	风湿蕴肤证	血虚风燥证
症状	皮损色红，伴心烦易怒、失眠多梦、眩晕心悸、口燥咽干，舌边尖红，脉弦数	皮疹色淡褐色，粗糙肥厚，剧痒，舌淡红、苔薄白或白腻，脉濡缓	皮疹色淡或灰白，肥厚粗糙，伴心悸怔忡、失眠健忘、女子月经不调，舌淡苔薄，脉沉细
治法	疏肝理气，清肝泻火	祛风利湿，清热止痒	养血润燥，熄风止痒
方剂	龙胆泻肝汤	消风散	当归饮子

2. 外治★★★

中药熏洗——泛发性神经性皮炎且皮肤干燥者

中药蒸汽——病程长，皮损呈苔藓样变者

中药涂搽——皮疹表面干燥者

中药封包——皮损肥厚者

3. 其他疗法★

西医治疗——瘙痒剧烈者，可用抗组胺药及镇静剂；也可外用皮质类固醇激素

针灸疗法——毫针、拔罐、艾灸

预防与调护 ★★★

- 生活规律，情绪稳定
- 忌辛辣，戒烟酒
- 禁搔抓烫洗

第十八节 白 疕

概念

1. **定义 ★★**——白疕是一种以红斑、丘疹、鳞屑损害为主要表现的慢性复发性炎症性皮肤病。因"肤如疹疥，色白而痒，搔起白皮"而得名。又称"松皮癣""干癣""蛇虱""白壳疮"

2. **西医病名**——银屑病

3. **临床特点 ★★★**

- 红斑上有疏松的银白色鳞屑，刮去鳞屑有薄膜现象及露水珠样出血点
- 病程长，反复发作，不易根治

病因病机 ★★

- 总因营血亏损，血热内蕴，化燥生风，肌肤失于濡养所致
- 初起——多为风寒或风热之邪侵袭肌肤，或兼湿热蕴积，导致气血不畅，阻于肌表而发
- 病久——气血耗伤，血虚风燥，肌肤失养；或气血循行受阻，瘀阻肌表；或禀赋不足，肝肾亏虚，更使营血亏损

诊断要点 ★★★

1. 症状

男女老幼皆可罹患，有遗传倾向

冬季发病或加重，夏季减轻

丘疹或斑丘疹，覆银白色鳞屑，薄膜现象，露水珠样出血点

发于头部，束状发；发于指甲，甲板呈顶针状

2. 分类

（1）寻常型

①发病部位

头部——发呈束状，毛发正常，无脱落

指甲——甲板呈顶针状

龟头——光滑、干燥性红斑，边界清楚，刮之有白色鳞屑

②分期

进行期
　　新皮疹不断出现，原皮疹不断扩大
　　颜色鲜红，鳞屑较多
　　同形反应——针刺、搔抓、外伤处可出现皮疹

静止期——病情稳定，基本无新皮疹出现，原皮疹色暗红。鳞屑减少，既不扩大，也不消退

退行期——皮损缩小，颜色变淡，鳞屑减少，或从中心开始消退，遗留暂时性的色素减退斑或色素沉着斑

（2）脓疱型——临床少见，可继发于寻常型，亦可为原发性

泛发性脓疱型——在红斑上出现群集性浅表的无菌性脓
　　　　　　　疱，脓疱如粟粒大小，可融合成"脓
　　　　　　　湖"。2周左右消退，再发新脓疱

局限性脓疱型——以掌跖脓疱病多见，皮损仅限于手、足
　　　　　　　部，皮损在红斑基础上出现多数粟粒
　　　　　　　大小的脓疱，1~2周左右干涸，形成
　　　　　　　黄色痂片或小鳞屑，以后又在鳞屑下
　　　　　　　面出现小脓疱，反复发生，顽固难愈

（3）关节病型——有寻常型银屑病的基本皮肤损害，伴有
　　　　　　　关节炎的表现，多侵犯远端指（趾）关
　　　　　　　节，亦可侵犯大关节和脊柱。受累关节
　　　　　　　红肿热痛，严重者可有关节腔积液、强
　　　　　　　直、关节畸形。经年累月，不易治愈

（4）红皮病型——常由寻常型银屑病发展而成，或由于
　　　　　　　治疗不当而致。全身皮肤弥漫性潮红、
　　　　　　　肿胀、浸润，大量脱屑，可伴有发热、
　　　　　　　畏寒、浅表淋巴结肿大等全身症状

鉴别诊断★

与风热疮、慢性湿疮、白屑风鉴别。

风热疮 { 好发于躯干、四肢近端
　　　　皮疹为椭圆形红斑，长轴与皮纹走向一致
　　　　无薄膜及筛状出血现象

慢性湿疮 { 好发于四肢屈侧，早期有流滋、渗液
　　　　　皮损肥厚粗糙，色素沉着，鳞屑较少
　　　　　瘙痒剧烈

白屑风 { 多发于头面
红斑边界不清，鳞屑多呈油腻性，无筛状出血
无束状发，病久有脱发现象 }

治疗

治疗原则 { 寻常型——中医辨证论治
其他型——中西医结合治疗 }

1. 内治★★★（表 10 - 24）

表 10 - 24　白疕的辨证内治

证型	血热内蕴证	血虚风燥证	气血瘀滞证	湿毒蕴积证	风寒湿痹证	火毒炽盛证
症状	皮疹呈点滴状，发展迅速，色鲜红，瘙痒剧烈，舌红、苔薄黄，脉弦滑或细	病程较久，皮疹多斑片状，色淡红，鳞屑层层，干燥皲裂，瘙痒，舌淡红，少苔，脉沉细	皮损反复不愈，多呈斑块状，颜色暗红，鳞屑较厚，舌紫暗有瘀点、瘀斑，脉涩或细缓	皮损多发腋窝、腹股沟等处，红斑糜烂，痂屑黏厚，痒剧，或掌跖红斑，脓疱烂皮，或伴关节酸痛，肿胀，下肢沉重，舌红、苔黄腻，脉滑	皮疹红斑不显，鳞屑色白而厚，抓之易脱，关节肿痛，活动受限甚至僵硬畸形，伴形寒肢冷，舌质淡，苔白腻，脉濡滑	全身皮肤潮红肿胀，灼热痒痛，大量脱皮，或密集小脓疱，舌红、苔黄腻，脉弦滑数

续表

证型	血热内蕴证	血虚风燥证	气血瘀滞证	湿毒蕴积证	风寒湿痹证	火毒炽盛证
治法	清热凉血，解毒消斑	养血滋阴，润肤息风	活血化瘀解毒通络	清热利湿，解毒通络	祛风除湿，散寒通络	清热泻火，凉血解毒
方剂	犀角地黄汤	当归饮子	桃红四物汤	萆薢渗湿汤	独活寄生汤合桂枝芍药知母汤	清瘟败毒饮

2. 外治★★★

> 进行期——温和之剂，黄连膏，每日1次
> 静止期、消退期——药渣煎水洗浴，外搽黄连膏

3. 其他疗法★

> 针刺疗法、游走罐
> 西医治疗——抗生素、维生素类、维甲酸类、免疫抑制剂

预防与调护★

> 预防感染和外伤
> 忌烟酒和辛辣发物
> 生活规律，保持情绪稳定
> 忌刺激性强的药物，忌热水洗浴

第十九节 风热疮

概念

1. 定义★★★——风热疮是一种斑疹色红如玫瑰、脱屑如糠秕的急性自限性皮肤病

2. 西医病名——玫瑰糠疹

3. 临床特点★★★

春秋季多见，好发于青中年

多在躯干部

先出现玫瑰色母斑，上有糠秕样鳞屑，继则出现子斑

病因病机★

外感风热，郁闭肌肤

血分有热，化燥生风

诊断要点★★★

季节——春秋

好发人群——青中年

部位——好发于颈部、躯干、四肢近端，尤以胸部两侧多见

皮损——最先在躯干或四肢近端出现圆形或椭圆形的淡红色或黄色斑疹（原发斑或母斑），表面覆有糠秕样鳞屑，1~2周后在躯干及四肢近端出现多数与母斑相同而形状较小的红斑（子斑或继发斑），皮损长轴与皮纹走行一致

症状——有不同程度的瘙痒

病程——4~6周自然消退，或迁延2~3个月，甚至更长时间才愈，愈后一般不复发

鉴别诊断

与圆癣、紫白癜风、白疕鉴别。

治疗★★★

治疗原则——疏风清热止痒

1. 内治

风热蕴肤证——疏风清热止痒——消风散

风热血燥证——清热凉血，养血润燥——凉血消风散

2. 外治——三黄洗剂、黄连膏

第二十节 紫癜风

概念★★

1. 定义——紫癜风是一种特发性炎症性皮肤病

2. 临床特点

> 紫红色的多角形扁平丘疹
> 表面有蜡样光泽
> 常伴有黏膜损害

3. 西医病名——扁平苔藓

病因病机★

> 总由内外邪相合，气血凝滞，蕴阻皮肤、黏膜而成。
> 感受风湿热之邪，博于肌肤
> 久病血虚生风生燥，或肝肾阴虚，肌肤失于濡养
> 久病不愈，肝气郁滞，气滞血瘀，致皮损呈苔藓样斑片

诊断要点★★

> 好发于四肢屈侧，病程慢性，易反复发作
>
> 典型皮损为紫红色、多角形扁平小丘疹，表面有蜡样光泽，可见白色网状条纹（Wickham 纹）。伴有不同程度的瘙痒
>
> 常见黏膜损害，以口腔和外阴为主

鉴别诊断

与原发性皮肤淀粉样变、牛皮癣鉴别。

治疗

治疗原则——补肾活血

1. 内治★★（表 10 - 25）

表 10 - 25　紫癜风的辨证内治

证型	风湿热证	血虚风燥证	气滞血瘀证	肝肾阴虚证
症状	皮疹广泛，为紫红色扁平丘疹，自觉瘙痒，多并发黏膜损害，舌红，苔薄腻，脉濡或数	皮肤干燥，皮疹暗红，或融合成片状、环状、线状等，瘙痒较剧，伴咽干鼻燥，舌红少苔，脉沉细	病程较长，皮损融合成肥厚性斑片，褐红或紫红色，皮肤粗糙，瘙痒明显，舌紫或有瘀点，脉涩	皮疹较局限，颜色较暗，或中央萎缩，若阴虚湿热下注则皮疹多发于阴部，以肛门、龟头为主，伴腰膝酸软，舌红少苔，脉细数
治法	祛风止痒，清热燥湿	养血滋阴，润肤息风	行气活血，解毒止痒	滋阴降火

续表

证型	风湿热证	血虚风燥证	气滞血瘀证	肝肾阴虚证
方剂	消风散	当归饮子	逍遥散合桃红四物汤	知柏地黄丸

2. 外治★★

皮损瘙痒明显者，可外搽苦参酊、百部酊

皮损泛发者，可用三黄洗剂

黏膜溃疡者，可用锡类散外吹或外涂患处

3. 其他疗法★

针刺疗法——体针、耳针、七星针

西医治疗——瘙痒甚者可用抗组胺药内服；病情严重或
顽固难愈者，可酌情使用激素、免疫抑制
剂或羟氯喹

第二十一节　白驳风

概念

1. 定义★★——白驳风是指以皮肤出现大小不同、形态
各异的白斑为主要临床表现的后天性局
限性色素脱失性皮肤病。又称"白癜"
（《诸病源候论》）、"斑白"、"斑驳"

2. 西医病名——白癜风

3. 临床特点★★★

皮肤白斑发于任何部位及年龄

单侧或对称，边界清楚

慢性，易诊难治

病因病机★

气血失和，脉络瘀阻

诊断要点★★★

1. 症状

白色或乳白色斑点或斑片，渐扩大

边界清楚，周边色素增加

患处毛发亦可变白，皮肤光滑

无脱屑、萎缩等变化

2. 皮肤病理检查——表皮明显缺少黑素细胞及黑素颗粒

鉴别诊断★

与单纯糠疹、花斑癣、贫血痣鉴别。

治疗

1. 内治★★★（表 10 - 26）

表 10 - 26　白驳风的辨证内治

证型	肝郁气滞证	肝肾不足证	气血瘀滞证
症状	白斑散在渐起，伴心烦易怒、胸胁胀痛、夜眠不安、月经不调，苔薄，脉弦	多见于体虚或有家族史者，病史长，白斑局限或泛发，伴头晕耳鸣、失眠健忘、腰膝酸软，舌红少苔，脉细弱	多有外伤，病史缠绵，白斑局限或泛发，边界清楚，局部可有刺痛，舌质紫暗或有瘀斑、瘀点，脉涩

续表

证型	肝郁气滞证	肝肾不足证	气血瘀滞证
治法	疏肝理气，活血祛风	滋补肝肾，养血祛风	活血化瘀，通经活络
方剂	逍遥散	六味地黄丸	通窍活血汤

2. 外治★★★——补骨脂酊外用配合日光或紫外线照射

3. 其他疗法★

西医治疗——光化学疗法、光疗法

针刺疗法——梅花针、耳针

预防与调护★

日光浴及理疗

忌刺激过强之外用药

树立信心，巩固治疗

少吃含维生素 C 的水果蔬菜，多吃豆类制品

第二十二节　黧黑斑

概念

1. 定义★★——黧黑斑是指由于色素沉着而在面部呈现局限性褐色斑的皮肤病

2. 西医病名——黄褐斑

3. 临床特点★★★

色斑对称分布，大小不定，形状不规则，边界清楚

日晒后加重，无自觉症状

青中年女性多见

病因病机★

肝郁气滞、肝肾不足、脾虚湿蕴、气滞血瘀

诊断要点★★★

部位——对称发生于颜面，尤以面颊部、鼻、唇及颈处多见

皮损——淡褐色至深褐色、淡黑色斑片，大小不等，形状各异，孤立或融合，边缘明显

症状——无自觉症状

鉴别诊断★

主要与雀斑鉴别。

治疗

1. 内治★★★（表10-27）

表10-27 黧黑斑的辨证内治

证型	肝郁气滞证	肝肾不足证	脾虚湿蕴证	气滞血瘀证
症状	斑色深褐，弥漫分布，伴烦躁不安、胸胁胀满、经前乳房胀痛、月经不调、口苦咽干，舌红、苔薄，脉弦细	斑色褐黑，面色晦暗，伴头晕耳鸣、腰膝酸软、失眠健忘、五心烦热，舌红、少苔，脉细	斑色灰褐，状如尘土附着，伴疲乏无力、纳呆困倦、月经色淡、白带量多，舌淡胖边有齿痕，脉濡或细	斑色灰褐或黑褐，伴慢性肝病或月经色暗有血块，或痛经，舌暗红有瘀斑，脉涩

续表

证型	肝郁气滞证	肝肾不足证	脾虚湿蕴证	气滞血瘀证
治法	疏肝理气，活血消斑	补益肝肾，滋阴降火	健脾益气，祛湿消斑	理气活血，化斑消斑
方剂	逍遥散	六味地黄丸	参苓白术散	桃红四物汤

2. 外治★★★

> 玉容散搽面
> 茯苓粉外搽

3. 其他疗法★

> 多服维生素 C
> 耳穴刺血、针刺、按摩

预防与调护★

> 心情舒畅，劳逸结合
> 避免暴晒，忌刺激性药物、激素类药物
> 多食富含维生素的水果蔬菜，忌辛辣、烟酒

第二十三节 粉 刺

概念

1. 定义★★——粉刺是一种以颜面、胸、背等处见丘疹顶端如刺状，可挤出白色碎米样粉汁为主的毛囊、皮脂腺的慢性炎症

2. 西医病名——痤疮

3. 临床特点★★★

{ 青春期多发，易反复
  颜面、颈、胸背等处毛囊性丘疹，白头粉刺或黑头粉刺

病因病机★★

肺经风热、肠胃湿热、痰湿瘀滞

诊断要点★★★

{ 年龄——青春期
  部位——颜面、颈、胸背部
  皮损——毛囊性丘疹或白头粉刺、黑头粉刺，白色或黄
　　　　色脂栓，或红色小丘疹、小脓疱，或紫红色结
　　　　节、脓肿、囊肿，甚至窦道、疤痕
  症状——轻度瘙痒或无自觉症状
  病程——青春期后痊愈

鉴别诊断★

与酒糟鼻、职业性痤疮、颜面播散性粟粒性狼疮鉴别。

治疗

1. 内治★★★（表 10 – 28）

表 10 – 28　粉刺的辨证内治

证型	肺经风热证	肠胃湿热证	痰湿瘀滞证
症状	丘疹色红，或痒痛，或脓疱，伴口渴喜饮、便秘、小便短赤，舌红、苔薄黄，脉弦滑	颜面、胸背皮肤油腻，皮疹红肿疼痛或有脓疱，伴口臭、便秘、溲黄，舌红、苔黄腻，脉滑数	皮疹色暗红，以结节、脓肿、囊肿、疤痕为主，或见窦道，难愈，伴纳呆腹胀，舌暗红、苔黄腻，脉弦滑

续表

证型	肺经风热证	肠胃湿热证	痰湿瘀滞证
治法	疏风清肺	清热除湿解毒	除湿化痰，活血散结
方剂	枇杷清肺饮	茵陈蒿汤	二陈汤合桃红四物汤

2. 外治★★★——颠倒散外涂

3. 其他疗法★

> 西医治疗——抗生素，外用软膏
> 针罐疗法

预防与调护★

> 温水、硫磺皂洗脸
> 忌辛辣刺激之品
> 不滥用化妆品，勿挤压

第二十四节　白屑风

概念

1. 定义★——白屑风是一种因皮脂分泌过多而引起皮肤
出现潮红斑片、上覆鳞屑的慢性炎症性皮
肤病。又名"面游风"

2. 西医——脂溢性皮炎

3. 临床特点★★★

> 青壮年为多，乳儿期也有
> 头发、皮肤多脂发亮，油腻
> 瘙痒，迭起白屑，脱去又生

病因病机 ★

湿热上蒸、风热血燥

诊断要点 ★

干性型——基底微红的斑片上有弥漫而均匀粉状脱屑，
头皮处可堆积很厚，梳发搔抓时易脱屑，毛
发干松易落

湿性型——红斑、糜烂、流滋、结痂、油腻性脱屑，常
有臭味，多发于眉鼻、唇沟、耳前后、颈
后、背部及腋窝

鉴别诊断 ★

与头皮白疕、白秃疮鉴别。

辨证论治

1. 内治 ★★★（表 10-29）

表 10-29　白屑风的辨证内治

证型	湿热蕴结证	风热血燥证
症状	潮红斑片，油腻痂屑，口苦，舌红、苔黄腻，脉滑数	淡红色斑片，干燥、脱屑、瘙痒，舌红、苔薄白，脉细数
治法	清热利湿，健脾和胃	祛风清热，养血润燥
方剂	龙胆泻肝汤	消风散合当归饮子

2. 外治 ★★★——白屑风酊（头皮）、痤疮洗剂（面部）、黄连膏外搽

3. 其他疗法★

西药——口服维生素 B_2、B_6，镇静剂、止痒剂

★预防与调护

$\begin{cases} 忌食油腻、辛辣刺激之品 \\ 生活规律 \\ 避免搔抓、烫洗，不用刺激性强的肥皂 \end{cases}$

第二十五节　酒齄鼻

概念

1. 定义★——酒齄鼻是发生于鼻及面部中央，以红斑和
　　　　　　　毛细血管扩张为特点的慢性皮肤病

2. 疾病分型——红斑型、丘疹脓疱型、鼻赘型

3. 西医病名——酒渣鼻

4. 临床特点★★

$\begin{cases} 好发于中年人，女性多见 \\ 颜面部中央持续性红斑、毛细血管扩张 \\ 伴丘疹、脓疱、鼻赘 \end{cases}$

病因病机★

$\begin{cases} 肺胃热盛、热毒蕴肤、气滞血瘀 \\ 毛囊虫寄生、嗜酒 \end{cases}$

诊断要点★★

1. 症状

部位——鼻尖、鼻翼、两颊、前额

皮损——红斑为主

2. 分型

红斑型——伴毛细血管扩张，红血丝，状如树枝

丘疹脓疱型——丘疹、脓疱，红血丝更多，由鲜红变紫褐

鼻赘型——鼻尖部肥大，结节状隆起，毛细血管扩张持续不退

鉴别诊断★

与粉刺、白屑风鉴别。

治疗★★

主要治法——清泄肺胃，理气活血

1. 内治★★（表 10－30）

表 10－30　酒齄鼻的辨证内治

证型	肺胃热盛证（红斑型）	热毒蕴肤型（丘疹脓疱型）	气滞血瘀证（鼻赘型）
症状	红斑，压之退色，伴口干、便秘，舌红，苔薄黄，脉弦滑	丘疹脓疱、毛细血管扩张，伴口干、便秘，舌红、苔黄，脉数	鼻部组织增生，呈结节状，毛孔扩大，舌红，脉沉缓
治法	清泄肺胃积热	清热解毒凉血	活血化瘀散结
方剂	枇杷清肺饮	黄连解毒汤合凉血四物汤	通窍活血汤

2. 外治★★

红斑、丘疹——一扫光、颠倒散洗剂外搽，每天 2~3 次

脓疱——四黄散外涂，每天 2~3 次

鼻赘形成——三棱针刺破放血，颠倒散外敷

3. 其他疗法★

针刺

预防与调护★

避免局部刺激及精神紧张

忌食辛辣刺激之品，保持大便通畅

第二十六节　油　风

概念★★

1. 定义——油风是一种头发突然发生斑块状脱落的慢性皮肤病。又名"鬼舔头""鬼剃头"

2. 疾病分类——斑秃、全秃、普秃

3. 临床特点

多见于青年，男女均可

突然发生斑片状脱发，脱发区皮肤光滑

无明显自觉症状

4. 西医病名——斑秃

病因病机

血热风燥、气滞血瘀、气血两虚、肝肾不足

诊断要点★★★

斑秃——头发突然成片迅速脱落、边缘处头发松动、圆
　　　　形或椭圆

全秃——头发全部脱光

普秃——眉毛、胡须、腋毛、阴毛等全身毛发脱落

鉴别诊断★

与白屑风、白秃疮、肥疮鉴别。

治疗

治疗原则 实证——清热通瘀为主
　　　　　虚证——补摄为要

1. 内治★★★（表10-31）

表10-31　油风的辨证内治

证型	血热风燥证	气滞血瘀证	气血两虚证	肝肾不足
症状	头发突然脱落，伴瘙痒急躁不安，苔薄，脉弦	病程长，头脱前头痛、胸胁疼痛，伴夜寐多梦，舌有瘀点、瘀斑，脉沉细	病后或产后脱发，毛发稀疏枯槁，伴心悸气短，舌淡，脉细弱	病程日久，大片毛发脱落，伴头昏、耳鸣、目眩、腰膝酸软，舌淡、苔薄，脉细
治法	凉血息风，养阴护发	通窍活血	益气补血	滋补肝肾
方剂	四物汤合六味地黄汤	通窍活血汤	八珍汤	七宝美髯丹

2. 外治★★★

> 鲜毛姜擦，每天数次
> 5%～10%斑蝥酊、10%补骨脂酊、10%辣椒酊外擦

3. 其他疗法★

针刺、梅花针叩击

预防与调护★

> 心情舒畅
> 加强营养
> 注意头发卫生

第二十七节　红蝴蝶疮

概念★★

1. **定义**——红蝴蝶疮是一种可累及皮肤和全身多脏器的自身免疫性疾病

2. **分类**——盘状红斑狼疮和系统性红斑狼疮

3. **临床特点**——好发于15～40岁女性

> 盘状红蝴蝶疮——好发于面颊部（两颊、鼻部为著），主要表现为皮肤损害，多为慢性局限性
> 系统性红蝴蝶疮——除皮损外，常同时累及全身多系统、多脏器，病变呈进行性经过，预后较差

4. **西医病名**——红斑狼疮

病因病机★

> 先天禀赋不足，肝肾亏虚
> 外热入侵，瘀阻脉络，内伤脏腑，外泛肌肤

诊断要点 ★★

1. 症状

（1）盘状红蝴蝶疮

> 多见于 20～40 岁女性，男女之比约为 1∶3，有家族史
>
> 好发于面部，尤以面颊、鼻部为著
>
> 初为针尖至黄豆大小、微高起的鲜红色斑，呈圆形或不规则形，境界清楚，边缘略高起，中央轻度萎缩，形如盘状，表面覆有黏着性鳞屑
>
> 皮损周围有色素沉着，伴毛细血管扩张
>
> 呈慢性经过，对日光敏感，春夏加重，入冬减轻，病程中不破溃，亦难自愈，消退后遗留浅在性疤痕

（2）系统性红斑狼疮

> 多见于青年及中年女性，男女之比约为 1∶10
>
> 多个系统同时被侵犯，常表现为不规则发热、关节疼痛
>
> 皮肤、黏膜损害——约 80% 的患者出现对称性的皮损，在两颊和鼻部出现蝶形水肿性红斑，为不规则形，色鲜红，缓解时红斑消退，留有棕色色素沉着，较少出现萎缩现象
>
> 发生在指甲周围——出血性紫红色斑片，高热时红肿光亮，时隐时现
>
> 发生在口唇——下唇部红斑性唇炎
>
> 全身泛发——多形性红斑、紫癜、水疱等，口腔、外阴黏膜有糜烂、头发可逐渐稀疏或脱落

2. 实验室检查

（1）一般检查——中度贫血，血沉加快

（2）免疫学检查

$\left\{\begin{array}{l}\text{抗核抗体阳性、}\\ \text{狼疮细胞阳性}\\ \text{循环免疫复合物升高，血清总补体及 } C_3 \text{、} C_4 \text{ 均降低}\\ \text{狼疮带实验阳性。其方法为：用直接荧光免疫法在患者}\\ \qquad \text{表真皮连接处可见免疫球蛋白和补体沉积，呈颗粒状、}\\ \qquad \text{球状或线条状排列的黄绿色荧光带。在系统性红蝴蝶}\\ \qquad \text{疮的正常皮肤暴露部位阳性率为 } 50\% \sim 70\%，皮损部\\ \qquad \text{位高达 } 90\% \text{以上，诊断意义较大}\end{array}\right.$

鉴别诊断★

与风湿性关节炎、皮肌炎鉴别。

治疗

治疗原则——补益肝肾、活血化瘀、祛风解毒

1. 内治★★（表 10 – 32）

表 10 – 32　红蝴蝶疮的辨证内治

证型	热毒炽盛证	阴虚火旺证	脾肾阳虚证	脾虚肝旺证	气滞血瘀证
症状	急性活动期 SLE，面部红斑，关节肌肉痛，伴高热、烦躁、口渴，舌红、苔黄腻，脉滑数	斑疹暗红，关节伴痛，伴手足心热、心烦失眠，舌红、苔薄，脉细数	眼睑、下肢浮肿，面色无华，腰膝酸软，舌淡、苔少，脉沉细	皮肤紫斑，胸胁胀痛，头昏头痛，舌紫暗或有瘀斑，脉细弦	红斑暗滞，伴倦怠乏力，舌暗红、苔白或光面苔，脉沉细涩

续表

证型	热毒炽盛证	阴虚火旺证	脾肾阳虚证	脾虚肝旺证	气滞血瘀证
治法	清热凉血，化斑解毒	滋阴降火	温肾助阳，健脾利水	健脾清肝	疏肝理气，活血化瘀
方剂	犀角地黄汤合黄连解毒汤	六味地黄丸合大补阴丸	附桂八味丸合真武汤	四君子汤合丹栀逍遥散	逍遥散合血府逐瘀汤

2. 外治★★——皮损涂白玉膏或黄柏霜

3. 其他疗法★

西医治疗——皮质类固醇激素、免疫抑制剂（急性发作或重症）

中成药——昆明山海棠片、雷公藤多甙片

预防与调护★

避免日晒，避免感冒，避免诱发因素

忌食酒类等刺激品

劳逸结合，护肾

第二十八节　淋　病

概念★★

1. 定义——淋病是由淋病双球菌所引起的泌尿生殖系感染的性传播疾病

2. 临床特点

- 尿道刺痛，尿道口排出脓性分泌物
- 性接触传染，潜伏期 2～10 天，平均 3～5 天

3. 中医病名

- 传统——淋证
- 现代——花柳毒淋

病因病机★

湿热秽浊，阻滞膀胱及肝经→精败肉腐，气化失司

诊断要点★★★

1. 症状——有不洁性交或间接接触传染史。潜伏期一般为 2～10 天，平均 3～5 天

（1）男性淋病——一般症状和体征较明显

①急性淋病
- 尿道刺痛，尿道口溢脓，色黄黏稠
- 包皮过长，可引起包皮炎、包皮龟头炎
- 并发包茎、尿道黏膜外翻、腹股沟淋巴结肿大
- 部分患者可有尿频、尿急、夜尿增多

②慢性淋病
- 尿痛轻微，终末血尿，尿道口无排脓，挤压时仅见少量稀薄浆液性分泌物
- 慢性腰痛，会阴部胀痛，夜间遗精，精液带血
- 淋病反复发作，尿道狭窄，少数可引起输精管狭窄或梗塞，发生精液囊肿
- 合并淋病性前列腺炎、附睾炎、精囊炎、膀胱炎

(2) 女性淋病——症状多不明显

①急性淋病

淋菌性宫颈炎 {
大量脓性白带,宫颈充血、触痛
外阴刺痒和烧灼感
并见尿道炎,尿频、尿急
}

淋菌性尿道炎 {
尿道口充血、压痛,脓性分泌物
轻度尿频、尿急、尿痛、尿灼热感
}

淋菌性前庭大腺炎 {
前庭大腺红、肿、热、痛
严重时形成脓肿,触痛明显
高热、畏寒
}

②慢性淋病

幼女淋菌性外阴阴道炎 {
外阴红肿、灼痛
阴道及尿道有黄绿色脓性分泌物
}

女性淋病波及盆腔 {
并发盆腔炎、输卵管炎、子宫内膜炎
偶可继发卵巢脓肿、盆腔脓肿、腹膜炎
}

播散性淋病——出现淋菌性关节炎、淋菌性败血症、脑膜炎、心内膜炎及心包炎

其他部位的淋病——有新生儿淋菌性结膜炎、咽炎、直肠炎

2. 实验室检查——分泌物或穿刺涂片找到淋球菌

鉴别诊断★

非淋菌性尿道炎 {
沙眼衣原体和解脲支原体
潜伏期长
尿道炎症轻,分泌物少
}

治疗

治疗原则 $\begin{cases} 中西医结合治疗 \\ 抗生素及时、足量、规范用药 \end{cases}$

1. 内治★★★ （表10－33）

表10－33　淋病的辨证内治

证型	湿热毒蕴证（急性淋病）	阴虚毒恋证（慢性淋病）
症状	尿道口红肿、溢脓，尿痛，女性宫颈充血，脓性分泌物，舌红/苔黄腻，脉滑数	小便不畅，淋沥不尽，女性带下多，腰酸腿软，舌红苔少，脉细数
治法	清热利湿，解毒化浊	滋阴降火，利湿祛浊
方剂	龙胆泻肝汤	知柏地黄丸

2. 外治

★★★——土茯苓、地肤子、苦参、芒硝煎水外洗

3. 西医治疗★

普鲁卡因青霉素 G——480 万 U，1 次肌注
$\begin{cases} 壮观霉素（淋必治）——2g，1 次肌注 \\ 头孢三嗪（菌必治）——250mg，1 次肌注 \\ 诺氟沙星——800mg，1 次口服；或氧氟沙星 \end{cases}$

——400mg，1 次口服。慢性者服 10 天

预防与调护★

- 杜绝不洁性交，使用避孕套
- 同时治疗性伴侣
- 忌食辛辣刺激食物

附：非淋菌性尿道炎

1. **定义**——非淋菌性尿道炎是一种由淋球菌以外的多种病原微生物引起的泌尿生殖器黏膜化脓性炎症．主要通过性接触传播

2. **病因病机**——下焦湿热，肝郁气滞，肝肾亏损，导致膀胱功能失调，水道不利

3. **临床表现**

- 男性——尿道炎、有清稀黏性分泌物及并发附睾炎和前列腺炎
- 女性——尿道炎症状轻，但有宫颈炎

4. **辨证论治**

- 湿热阻滞证——清热利湿，化浊通淋——萆薢分清饮、八正散
- 肝郁气滞证——疏肝解郁，理气通淋——橘核丸
- 阴虚湿热证——滋阴补肾，清热利湿——知柏地黄丸

第二十九节　梅　毒

概念★

1. 定义——梅毒是由梅毒螺旋体所引起的一种慢性传染
性疾病

2. 临床特点

{ 早期——皮肤黏膜损害
{ 晚期——造成骨骼、心血管、神经系统等多器官组织病变

3. 中医病名

{ 传统——霉疮、疳疮、花柳病
{ 现代——梅毒

病因病机★★

淫秽疫毒与湿热、风邪杂合

传染途径★

{ 不洁性接触（为主）
{ 间接传染
{ 血源、母婴传播

诊断要点 ★★★

1. 症状——一般有不洁性生活史，或性伴侣有梅毒病史

（1）一期梅毒——疳疮（硬下疳）

发病——不洁性交后 2～4 周发病，单发为主

部位——外生殖器为主，偶见唇、咽、宫颈

皮肤黏膜 {
初起——丘疹
继之——轻度糜烂，少量黏液
局部淋巴结肿大
}

（2）二期梅毒——杨梅疮

感染后 7～10 周或硬下疳后 6～8 周

流感样综合征

皮肤黏膜损害——分布广泛、对称，自觉症状轻，破坏
性小，传染性强

玫瑰疹、斑丘疹、梅毒疹

扁平湿疣（肛门周围、外生殖器）

梅毒性白斑（颈部、躯干、四肢）

梅毒性脱发呈虫蚀状

黏膜红肿及糜烂

骨损害——骨膜炎及关节炎（长骨及大关节）

眼损害——视网膜炎、角膜炎

神经损害——神经性耳聋、脑脊液异常

（3）三期梅毒——杨梅结毒，多脏器损害

①皮肤损害——局限性、孤立性、浸润性斑块或结节；
发展缓慢，破坏性大，留有疤痕

结节性梅毒疹

树胶样肿

近关节结节

②黏膜损害——口鼻腔，深红色浸润型

（4）潜伏梅毒（隐性）

　　——梅毒未经治疗或用药剂量不足，无临床症状，血清反应阳性，排除其他可引起血清反应阳性的疾病存在，脑脊液正常，这类患者称为潜伏梅毒

（5）胎传梅毒（先天）

　　——母体内的梅毒螺旋体由血液通过胎盘传入到胎儿血液中，导致胎儿感染的病毒。多发生在妊娠4个月后，发病小于2岁者称早期胎传梅毒，大于2岁者称晚期胎传梅毒。胎传梅毒不发生硬下疳，常有严重的内脏损害，对患儿的健康影响很大，病死率高

2. 实验室检查

$\begin{cases} 梅毒螺旋体抗原血清试验——阳性 \\ 聚合酶链反应检查——梅毒螺旋体核糖核酸阳性 \\ 取硬下疳分泌物、肿大淋巴结——查到梅毒螺旋体 \end{cases}$

鉴别诊断★

$\begin{cases} 硬下疳——潜伏期长，浅表性溃疡，边缘隆起，呈软骨\\ \qquad\qquad 状，无痛无痒，分泌物梅毒反应阳性 \\ 软下疳——潜伏期短，发病急，炎症明显，基底柔软，\\ \qquad\qquad 溃疡较深，表面有脓性分泌物；疼痛剧烈常\\ \qquad\qquad 多发。病原菌为 Ducreyi 链杆菌 \end{cases}$

治疗

治疗原则——首选抗生素

1. 内治★★★（表 10－34）

表 10－34　梅毒的辨证内治

证型	肝经湿热证	血热蕴毒证	毒结筋骨证	肝肾亏损证	心肾亏虚证
症状	一期梅毒，横痃、杨梅疮、兼口苦、口干、舌红、苔黄腻，脉弦滑	二期梅毒，杨梅疮不痛不痒，伴口干咽燥、口舌生疮，舌红绛、苔黄，脉细滑数	杨梅结毒，疾病日久，全身出现树胶肿，伴关节骨骼痛，舌暗红、苔薄白，脉沉细涩	三期梅毒，脊髓痨者，双足瘫痪，肌肤麻木，伴腰膝酸软、小便困难，舌淡、苔薄白，脉沉细数	心血管梅毒患者，心慌气短、神疲乏力，动则气喘，舌质淡有齿痕、苔白，脉沉弱
治法	清热利湿，解毒驱梅	凉血解毒，泄热散瘀	活血解毒，通络止痛	滋补肝肾，填髓息风	养心补肾，祛瘀通阳
方剂	龙胆泻肝汤	清营汤合桃红四物汤	五虎汤	地黄饮子	苓桂术甘汤

2. 外治★★★——鹅黄散、珍珠散、冲和膏、五五丹、玉红膏等

3. 其他疗法★

抗生素 $\begin{cases} 水剂普鲁卡因青霉素 G、苄星青霉素肌注 \\ 四环素或红霉素口服 \end{cases}$

预防与调护★

$\begin{cases} 加强宣教，高危人群定期检查 \\ 早诊断，早治疗，性伴同治 \end{cases}$

第三十节　艾滋病

概念★

1. 定义——艾滋病是由人类免疫缺陷病毒（HIV）感染所致的以严重免疫缺陷为主要特征的传染病。全称是获得性免疫缺陷综合征

2. 临床分期——三个阶段

$\begin{cases} 艾滋病病毒感染 \\ 艾滋病相关综合征 \\ 艾滋病 \end{cases}$

3. 中医病名——疫疬、虚劳等

病因病机★

$\begin{cases} 疫疬和虚劳并存共处是其特点 \\ 邪毒外袭——邪毒指疫疬之气，具有强烈的传染性 \\ 正气不足——主要为肾不藏精，肾亏体弱 \end{cases}$

传播方式 ★

> 性接触
> 血液、血液制品
> 母婴传播

诊断要点 ★★

1. 症状

> 艾滋病病毒感染——无症状，或类似传染性单核细胞增多症
>
> 艾滋病相关综合征——长期低热，体重减轻，疲乏，盗汗，持续性腹泻，继发感染
>
> 艾滋病——条件致病菌感染（如长期肺囊虫肺炎）和恶性肿瘤（如卡波济肉瘤）

2. 实验室检查

> 免疫学检查——$CD4^+$ 淋巴细胞减少，外周血淋巴细胞显著减少，低于 $1 \times 10^9/L$；$CD4^+/CD8^+ < 1$；自然杀伤细胞活性下降，B 淋巴细胞功能失调
>
> HIV 检测——HIV 抗原，细胞培养分离病毒
>
> HIV 抗体检测——阳性

治疗

1. 内治★★（表 10 - 35）

表 10 - 35　艾滋病的辨证内治

证型	症状	治法	方剂
肺卫受邪证	急性感染期，发热，畏寒，身痛，乏力，舌淡红、苔薄白，脉浮	宣肺祛风，清热解毒	银翘散
肺肾阴虚证	呼吸系统症状为主的早、中期患者，卡氏肺囊虫肺炎多见，发热，咳嗽，乏力，舌红，苔少，脉沉细数	滋补肺肾，解毒化瘀	百合固金汤合瓜蒌贝母汤
脾胃虚弱证	以消化系统症状为主，腹泻腹痛，兼发热消瘦，舌淡有齿痕、苔白腻，脉濡细	扶正祛邪，补益脾胃	补中益气汤合参苓白术散
脾肾亏虚证	晚期，低热、消瘦，心悸气短，腹泻剧烈，舌淡或胖、苔白，脉细无力	温补脾肾，益气回阳	肾气丸合四神丸
气虚血瘀证	卡波济肉瘤，乏力懒言，四肢躯干多发肿瘤，舌暗，脉沉细无力	补气化瘀，活血清热	补阳还五汤、犀角地黄汤合消瘰丸
窍闭痰蒙证	中枢神经病证，发热，神志不清，或神昏谵语，舌暗或胖、苔黄腻，脉细数	清热化痰，开窍通闭	安宫牛黄丸、紫雪丹、至宝丹

2. 常用有效中药辨病论治★★

（1）抗 HIV——甘草、人参、党参、黄芪、白术、茯苓等

（2）促进单核细胞吞噬能力——人参、党参、黄芪、紫河车、仙灵脾、五加皮等

（3）促进巨噬细胞吞噬作用——黄芪、党参、人参、白术、茯苓、灵芝等

（4）增加 T 细胞——人参、灵芝、茯苓、香菇、白术、薏苡仁等

（5）提高细胞免疫力——人参、党参、黄芪、白术、山药、灵芝等

（6）提高体液免疫能力——人参、党参、黄芪、白术、灵芝、黄精等

（7）延长抗体存活及促进其生成——麦冬、玄参、沙参、鳖甲、鸡血藤、阿胶等

3. 其他疗法★

$$\begin{cases} 针刺 \\ 西医治疗——叠氮胸苷（AZT）免疫调节剂；对症处理 \end{cases}$$

预防与调护★

$$\begin{cases} 加强宣教，避免感染 \\ 慎用血液制品 \\ 不歧视患者 \end{cases}$$

第十一章 ▶ 肛门直肠疾病

★★★掌握：肛肠疾病的常用检查方法；肛肠疾病的病因病机特点；便血、肿痛、脱垂、流脓、便秘、分泌物等症状的鉴别诊断和类证鉴别；痔的概念、诊断与分类；内痔的分期及外痔的分类；内痔的辨证论治及手术方法；肛痈的诊断与治疗方法；肛漏的概念、诊断、分类；肛漏挂线疗法和切开疗法的适应证、禁忌证及挂线疗法的治疗机理；肛裂的临床特点及诊断要点；肛裂辨证论治、外治等治疗方法；便秘的分类、诊断要点及辨证论治；锁肛痔的诊断要点及治疗原则

★★熟悉：肛门直肠的解剖与生理；痔的外治法；肛裂的病因病机、分类、鉴别诊断

★了解：肛肠疾病的预防与调护；痔的病因病机及术后常见反应与处理方法；肛痈的定义及病因病机；肛漏的病因病机、发展规律及手术注意事项；肛裂各类手术治疗方法、适应证及预防与调护；脱肛的概念、症状、病因病机、分类与治疗方法；息肉痔的概念、病因病机、诊断要点、分类和治疗方法；便秘的病因病机和治疗；锁肛痔的概念

概　述

解剖生理概要★★

1. 直肠与肛管

生理功能——排泄粪便，分泌黏液，吸收水分和部分药物

长度 $\left\{\begin{array}{l}\text{直肠全长约 12cm}\\\text{肛管长约 3cm}\end{array}\right.$

2. 肛直角——内窥镜检查时应顺势，以免损伤直肠

3. 直肠瓣——防止粪便逆行

4. 肛窦——常积存粪屑，易引发肛窦炎、肛门直肠周围脓肿、肛瘘等

5. 齿线——为临床重要标志线（表 11 - 1），直肠黏膜与肛管皮肤之间形成一条不整齐的线，称为齿线

表 11 - 1　齿线上、下解剖的比较及临床意义

部位	齿线以上	齿线以下	临床意义
胚胎	内胚层，后肠	外胚层，原肛	肛管、直肠分界
组织	复层立方上皮	复层扁平上皮	皮肤、黏膜分界
动脉供应	直肠上、下动脉	肛门动脉	与痔的好发部位有关
静脉回流	门静脉	下腔静脉	与痔的好发部位有关，与直肠癌转移至肝有关
淋巴回流	腰淋巴结或髂内淋巴结	腹股沟淋巴结	肛管癌转移至腹股沟，直肠癌转移至腹腔内
神经支配	自主神经	脊神经	齿线上为无痛区，齿线下为有痛区

6. 肛门括约肌

$$\begin{cases} 内括约肌——不随意肌 \\ 外括约肌——随意肌 \end{cases}$$

7. 肛管直肠环——外括约肌的深、浅二部围绕直肠纵肌及肛门内括约肌并联合肛提肌的耻骨直肠肌，环绕肛管、直肠连接处，组成一肌环，称肛管直肠环。手术时切断该环将引起肛门失禁

8. 肛管直肠周围间隙

$$\begin{cases} 5个——2个坐骨直肠间隙，2个骨盆直肠间隙，1个直肠后间隙 \\ 其间充满脂肪组织，容易感染，发生脓肿 \end{cases}$$

9. 肛门直肠血液供给的主要动脉

$$\begin{cases} 来自于肠系膜下动脉的直肠上动脉 \\ 来自于髂内动脉前干的直肠下动脉 \\ 来自于阴部内动脉的肛门动脉 \\ 来自于腹主动脉的骶中动脉 \end{cases}$$

10. 肛门直肠静脉丛

（1）直肠上静脉丛——在直肠黏膜下，齿线以上，数支小静脉穿过直肠壁成为直肠上静脉，经肠系膜下静脉入脾静脉和门静脉

（2）直肠下静脉丛——在齿线以下，直肠肌层以外，肛管皮肤以下，汇集于直肠下静脉、肛门静脉，入髂内静脉，进下腔静脉

病因病机 ★★★

风、湿、热、燥、气虚、血虚、血瘀——可单独致病，
亦可相兼为病

常见症状 ★★★

1. **便血**——最常见症状，多见于内痔、肛裂、直肠息肉、直肠癌等疾病

2. **肿痛**——常见于肛旁脓肿、内痔嵌顿、外痔水肿、血栓外痔等

3. **脱垂**——是 Ⅱ、Ⅲ、Ⅳ期内痔、息肉痔、直肠脱垂的常见症状

4. **坠胀**——常见于便秘、肛隐窝炎、直肠炎患者

5. **流脓**——常见于肛痈或肛瘘

6. **便秘**——是痔、肛裂、肛痈等许多肛门直肠病的常见症状

7. **便频**——可见于急性肠炎、出口梗阻型便秘、直肠癌、溃疡性结直肠炎等

8. **分泌物**——常见于内痔脱出、直肠脱垂、肛瘘等

检查方法 ★★★

1. **体位**——侧卧位、膝胸位、截石位、蹲位、折刀位、弯腰扶椅位

2. **常用检查方法**

肛门视诊、肛门指诊、窥肛器检查、探针检查、亚甲蓝染色检查

纤维/电子结肠镜检查

X线检查

3. 肛门病部位表示法

常用膀胱截石位表示，以时钟面的十二等分标记法将肛
  门分成 12 个部位

会阴部正中——12 点

骶尾部正中——6 点

患者左侧中点——3 点

患者右侧中点——9 点

辨证论治★★★

1. 内治

清热凉血——风热肠燥便血，血栓外痔初期

　　　　——凉血地黄汤、槐角丸

清热利湿——肛痈、肛隐窝炎、外痔肿痛等偏湿者

　　　　——萆薢渗湿汤、龙胆泻肝汤

清热解毒——肛痈实证、外痔肿痛

　　　　——黄连解毒汤、仙方活命饮

清热通腑——热结肠燥便秘者

　　　　——大承气汤、麻仁丸

活血化瘀——气滞血瘀或瘀血凝结之外痔

　　　　——活血散瘀汤

补养气血——素体气血不足或久病气血虚弱者

　　　　——八珍汤、十全大补汤

生津润燥——血虚津乏便秘者

　　　　——润肠汤、五仁汤

补中升陷——小儿或老年体衰者、经产妇气虚下陷之直
　　　　　肠脱垂、内痔脱出

　　　　——补中益气汤

2. 外治——熏洗法、敷药法、塞药法

其他疗法

结扎疗法、挂线疗法、手术

预防与调护★

{ 通便，少食辛辣
  注意卫生，加强锻炼，增强体质
  积极治疗易引起痔瘘的高血压病、门静脉高压症、糖尿病等全身疾病

第一节 痔

痔——临床上分为内痔、外痔和混合痔

一、内痔

概念★★★

1. 定义——内痔是指肛门齿线以上，直肠末端黏膜下的静脉丛扩大、曲张所形成的柔软静脉团

2. 好发部位——膀胱截石位的 3、7、11 点处

3. 临床特点——便血、痔核脱出、肛门不适感

病因病机★

脏腑本虚，兼久坐久立，负重远行，或长期便秘，或泻痢日久，或临厕久蹲，或饮食不节，而致脏腑功能失调，风湿燥热下迫大肠，瘀阻魄门，瘀血浊气结滞不散，筋脉懈纵而生。

诊断要点★★★

症状——便血、痔核脱出

指诊——触及柔软、表面光滑、无压痛的黏膜隆起

肛门镜检——齿线上暗紫色或深红色半球状黏膜隆起

内痔分期★★★

Ⅰ期——痔核较小，不脱出，以便血为主

Ⅱ期——痔核较大，大便时脱出肛外，便后自行还纳，便血或多或少

Ⅲ期——痔核更大，大便时痔核脱出肛外，甚至行走、咳嗽、喷嚏、站立时也会脱出，不能自行回纳，须用手推回，或平卧、热敷才能回纳；便血不多或不出血

Ⅳ期——痔核脱出，不能及时回纳，嵌顿于外，因充血、水肿或血栓形成，以致肿痛、糜烂和坏死，即嵌顿性内痔

辨证论治★★★ （表11-2）

表11-2　内痔的辨证内治

证型	风热肠燥证	湿热下注证	气滞血瘀证	脾虚气陷证
症状	大便带血、滴血或喷射状出血，血色鲜红、舌质红、苔薄黄、脉数	便血色鲜红，量多，肛内肿物外脱，可自行回纳，肛门灼热，舌质红、苔黄腻，脉弦数	肛内肿物脱出，甚或嵌顿，肛管紧缩，坠胀疼痛，甚则肛缘水肿，血栓形成，触痛明显，舌质红或暗红、苔白或黄，脉弦细涩	肛门松弛，痔核脱出需手法复位，便血色鲜或淡，伴面色少华、神疲乏力、少气懒言、纳少便溏，舌淡边有齿痕、苔薄白，脉弱

续表

证型	风热肠燥证	湿热下注证	气滞血瘀证	脾虚气陷证
治法	清热凉血祛风	清热利湿止血	清热利湿，祛风活血	补中益气
方剂	凉血地黄汤	脏连丸	止痛如神汤	补中益气汤

外治★★

熏洗法——五倍子汤、苦参汤

外敷法——九华膏、黄连膏、消痔膏（散）、五倍子散

塞药法——痔疮栓

挑治法——肾俞、大肠俞、长强、上髎、中髎、次髎、下髎

枯痔法——枯痔散、灰皂散

其他疗法

1. 注射法★★★——常用硬化萎缩法、坏死枯脱法

（1）适应证——Ⅰ、Ⅱ、Ⅲ期内痔及兼贫血者，混合痔的内痔部分

（2）禁忌证

Ⅳ期内痔；外痔；内外痔伴炎症或腹泻

内痔伴严重肺结核或高血压、肝肾疾病及血液病

腹腔肿瘤引起的内痔和妊娠期妇女

2. 结扎疗法★★★——中医传统外治法，通过阻断痔核的气血流通，使痔核坏死脱落，遗留创面修复自愈

（1）适应证 {
单纯结扎法——Ⅰ、Ⅱ期内痔
贯穿结扎法——Ⅱ、Ⅲ期内痔，纤维型更适宜
胶圈套扎疗法——Ⅱ、Ⅲ期内痔及混合痔的内
　　　　　　　　痔部分
}

（2）禁忌证 {
肛门周围有急性脓肿或湿疮者
伴有痢疾或腹泻者
因腹腔肿瘤引起者
伴有严重肺结核、高血压及肝脏、肾脏疾病
　　或血液病者
临产期孕妇
}

3. 手术后的常见反应及处理方法★

（1）疼痛——0.75% 罗哌卡因 5mL + 生理盐水 5mL + 亚
　　　　　甲蓝注射液 2mL 在肛周皮下点状注射；吲
　　　　　哚美辛栓纳肛

（2）小便困难——解除紧张、下腹部热敷、1% 利多卡因
　　　　　　　10mL 长强穴封闭等，必要时导尿

（3）出血——填塞压迫止血或缝合结扎等

（4）发热 {
体温 <38℃——无需处理
局部感染——清热解毒或抗生素
}

（5）水肿——芒硝 30g 煎水熏洗，每日 1～2 次；五倍子
　　　　　汤或苦参汤熏洗；外敷消痔膏

二、外痔

概念★

1. 定义——外痔是指发生于肛管齿线之下，由肛缘皮肤

感染，或痔外静脉丛破裂出血，或反复感染、结缔组织增生，或痔外静脉丛扩大曲张而成的疾病

2. 临床特点——肛门坠胀、疼痛、有异物感

3. 分类 {炎性外痔\
血栓性外痔\
结缔组织性外痔\
静脉曲张性外痔

外痔的分类及治疗★★★ （表11-3）

表11-3　外痔的分类及治疗

分类	炎性外痔	血栓性外痔	结缔组织外痔	静脉曲张性外痔
症状	肛缘皮肤破损或感染，局部红肿、疼痛	痔外静脉破裂出血，血积皮下形成的圆形肿物，主要表现为肛门部突发剧痛，并有暗紫色肿块	肛门缘皱襞的皮肤结缔组织增生、肥大，主要表现为肛门异物感	齿线以下的痔外静脉丛扩大曲张，在肛缘形成圆形或椭圆形的柔软团块，主要表现为肛门坠胀不适
治疗	止痛如神汤或外痔切除术	凉血地黄汤或血栓外痔剥离术	一般不需治疗	萆薢化毒汤合活血散瘀汤或行静脉丛剥离手术

第二节 肛 痈

概念★

1. 定义——肛痈是肛管直肠周围间隙发生急、慢性感染
而形成的脓肿

2. 病名

中医——脏毒、悬痈、坐马痈、跨马痈
西医——肛门直肠周围脓肿

3. 临床特点

男性多于女性，青壮年多
发病急骤，疼痛剧烈，伴高热，破溃后形成肛漏

病因病机★

感受火热邪毒，随血下行，蕴结于肛门
过食肥甘、辛辣、醇酒，湿热内生，下注大肠，蕴阻
　　肛门
素体阴虚，肺、脾、肾亏损，湿热瘀毒乘虚下注魄门

诊断要点★★★

症状——肛门周围皮肤发红、疼痛、肿胀结块，可伴
　　　　发热
指诊——患处常饱满，明显压痛、波动感
血常规——白细胞总数、中性粒细胞比例增加

辨证论治★★★

1. 内治（表11-4)

表11-4 肛痈的辨证内治

证型	热毒蕴结证	火毒炽盛证	阴虚毒恋证
症状	肛周突然肿痛，持续加重，肛周红肿，触痛明显，伴恶寒、发热、溲赤、舌红、苔薄黄，脉数	肛周肿痛剧烈，痛如鸡啄，肛周红肿，按之有波动感或穿刺有脓，伴恶寒发热、口干便秘，舌红、苔黄，脉弦滑	肛周肿痛，皮色暗红，成脓时间长，溃后脓出稀薄，疮口收敛，伴午后潮热、口干、盗汗，舌红、苔少，脉细数
治法	清热解毒	清热解毒透脓	养阴清热，祛湿解毒
方剂	仙方活命饮、黄连解毒汤	透脓散	青蒿鳖甲汤合三妙丸

2. 外治

$$
\begin{cases}
初起 \begin{cases} 实证——金黄膏、黄连膏 \\ 虚证——冲和膏、阳和解凝膏 \end{cases} \\
成脓——切开引流 \\
溃后 \begin{cases} 有脓——九一丹纱条引流 \\ 脓尽——生肌散 \end{cases}
\end{cases}
$$

手术治疗★★★

1. 方法及适应证

$$
\begin{cases}
脓肿一次切开法——浅部脓肿 \\
一次切开挂线法——高位脓肿 \\
分次手术法——体质虚弱或不愿住院的深部脓肿患者
\end{cases}
$$

2. 注意事项

定位准确——先穿刺，再切开引流

切口呈放射状或弧形状——避免损伤括约肌

引流彻底——分开脓腔内的间隔

预防肛漏形成——切开肛漏内口

第三节 肛 漏

概念 ★★★

1. 定义——肛漏是指直肠或肛管与肛门周围皮肤相通所形成的异常通道

2. 组成——由原发性内口、瘘管和继发性外口组成

3. 临床特点

局部反复流脓、疼痛、瘙痒

可触及瘘管通向肛门或直肠

病因病机 ★

肛痈溃后，余毒不尽

虚劳咳嗽，邪乘下位，肉腐成脓，溃后成漏，漏口不收

诊断要点 ★★★

症状——局部间歇性或持续性流脓，久不收口；局部疼痛；瘙痒

肛门视诊——可见外口，探针探查可找到内口

成年人多见，常有肛痈反复发作史

分类★★★

1. 传统分类

（1）单纯性肛漏

> 内外漏（完全漏）——肛门皮肤仅有1个外口直通入齿
>
> 　　　　　　　　　线上肛隐窝之内口者
>
> 外盲漏（外漏）——只有外口而无内口
>
> 内盲漏（单口内漏）——只有内口与漏管相通，而无外口

（2）复杂性肛漏

> 肛门内外有3个以上开口
>
> 有2条以上管道
>
> 管道绕肛门而生，形如马蹄

2. 全国首届肛肠学术会议分类

> 低位单纯性肛漏
>
> 低位复杂性肛漏
>
> 高位单纯性肛漏
>
> 高位复杂性肛漏

3. 肛漏的发展规律

> 将肛门两侧的坐骨结节画一横线
>
> 如漏管外口在横线之前距离肛缘4cm以内，内口在齿线
>
> 　　处与外口相对，其管道多为直行
>
> 如漏管外口在距离肛缘4cm以外，或外口在横线之后，
>
> 　　内口多在后正中齿线处，其管道多为弯曲或马蹄形

辨证论治★

湿热下注证——清热利湿——二妙丸合萆薢渗湿汤
正虚邪恋证——托里透毒——托里消毒散
阴液亏损证——养阴清热——青蒿鳖甲汤

手术治疗★★★

1. 挂线疗法——明代《古今医统》中就有记载

机理——利用结扎线的机械作用，一方面以其紧缚所产生的压力或收缩力，缓慢勒开管道，给断端以生长并和周围组织产生炎症粘连的机会；另一方面又起到引流作用

适应证
距离肛门4cm以内，有内、外口的低位肛漏
复杂性肛漏切开法或切除疗法的辅助方法

禁忌证
肛门周围有皮肤病者
漏管仍有酿脓现象者
严重肺结核、梅毒或极度虚弱者
有癌变者

优点——简便、经济，不影响肛门功能，瘢痕小，引流通畅，防止肛管直肠环突然断裂回缩而致肛门失禁的发生

2. 切开疗法——低位单纯性肛漏及低位复杂性肛漏因其位置低，切开时不易损伤肛管直肠环而影响肛门功能

3. 切开挂线法——高位肛漏因其位置高，若直接切开会损伤肛管直肠环，可因肛管直肠环突然断裂而致肛门失禁。采用切开挂线法，不会因一次突然切断直肠环造成肌纤维回缩，从而避免肛门失禁之后遗症

手术注意事项★

（1）漏管在肛管直肠环下方通过，可以一次全部切开漏管；

（2）漏管通过直肠环上方，必须加用挂线疗法；

（3）肛管直肠环已纤维化，可一次全部切开；

（4）漏管于外括约肌深、浅层之间通过者，该处肌肉未形成纤维化时，不能斜角切断；

（5）高位肛漏通过肛尾韧带，可做纵行切开，不能横切肛尾韧带，以免造成肛门向前移位；

（6）探针由外口探入时，不能用力，以免造成假道。

第四节　肛　裂

概念★★★

1. 定义——肛管皮肤全层裂开并形成感染性溃疡称为肛裂

2. 病名

$\begin{cases}\text{中医——钩肠痔、裂痔、裂肛痔、脉痔} \\ \text{西医——肛裂}\end{cases}$

3. 临床特点

青壮年好发、女性多于男性

好发于截石位 6、12 点处，其中女性好发于截石位 12 点处

肛门周期性疼痛、出血、便秘

病因病机 ★★

新病——燥热、血热、火热

日久——湿热、血瘀

诊断要点 ★★★

症状——肛门周期性疼痛、便血、便秘

视诊——肛管纵行裂口或纵行梭形溃疡

分类 ★★

早期——发病时间短，创面底浅色鲜红，边缘整齐，呈梭形，柔软有弹性

陈旧性肛裂——病程长，反复发作加重，溃疡色淡白，底深，边缘呈"缸口"增厚，伴发结缔组织性外痔（哨兵痔）、单口内痔、肛乳头肥大、肛窦炎、肛乳头炎等

鉴别诊断 ★★

与结核性溃疡、肛门皲裂、梅毒性溃疡鉴别。

辨证论治 ★★★

治疗原则

早期——保守治疗

陈旧性——手术治疗

1. 内治（表 11 - 5）

表 11 - 5　肛裂的辨证内治

证型	血热肠燥证	阴虚津亏证	气滞血瘀证
症状	大便二三日一行，质干硬，便时肛门疼痛、滴血，裂口色红，伴腹部胀满、溲黄，舌偏红，脉弦数	大便干结，数日一行，便时疼痛，点滴下血，裂口深红，伴口干咽燥、五心烦热，舌红、苔少或无苔，脉细数	肛门刺痛明显，便时便后尤甚，肛门紧缩，裂口色暗红，舌紫暗，脉弦或涩
治法	清热润肠通便	养阴清热润肠	理气活血，润肠通便
方剂	凉血地黄汤合脾约麻仁丸	润肠汤	六磨汤

2. 外治

早期——生肌玉红膏、生肌散

陈旧性——七三丹、枯痔散

腐脱后——生肌白玉膏、生肌散

手术方法及适应证★

扩肛法——早期肛裂，无结缔组织外痔，肛乳头肥大等并发症者

切开法——陈旧性肛裂伴结缔组织外痔、肛乳头肥大

括约肌松解术——陈旧性肛裂不伴结缔组织外痔、皮下瘘

纵切横缝法——陈旧性肛裂伴肛管狭窄

预防与调护★

> 良好的排便习惯
> 多食蔬菜水果
> 注意肛门清洁

第五节　脱　肛

概念★

1. 定义——脱肛是肛管、直肠黏膜、直肠全层，甚至部分乙状结肠向下移位的一种疾病

2. 病名

> 中医——人州出、脱肛痔、盘肠痔、截肠痔、重叠痔
> 西医——直肠脱垂

3. 临床特点

> 常见于儿童及老年人
> 本病在儿童为自限性疾病，可在 5 岁前自愈
> 排便努挣后肠黏膜或肠管全层脱出，不出血或少量淡红色血性黏液，常伴有肛门失禁或便秘

病因病机★

素有气血亏虚或实邪所侵而致脾虚气陷

脱肛的三度分类法★

> Ⅰ度脱垂 { 直肠黏膜脱出，长 3～5cm
> 　　　　　柔软，无弹性，不易出血，便后可自行回纳

Ⅱ度脱垂 { 直肠全层脱出，长 5～10cm
           呈圆锥状，淡红色，表面为环状有层次的黏膜
           皱襞，触之较厚、有弹性，肛门松弛，便后
           需用手回复

Ⅲ度脱垂 { 直肠及部分乙状结肠脱出，长大 10cm 以上
           呈圆柱形，触之很厚，肛门松弛无力

鉴别诊断

与内痔脱出、直肠息肉鉴别。

治疗★

1. 治疗作用

{ 药物、针灸——增强盆腔内的张力，增强对直肠的支持
             固定。适用于Ⅰ度直肠脱垂，Ⅱ、Ⅲ度
             直肠脱垂仅能改善症状
  注射、手术——使直肠与周围组织或直肠各层组织粘连
             固定，使直肠不再下脱

2. 辨证内治

{ 脾虚气陷证——补气升提、收敛固摄——补中益气汤
  湿热下注证——清热利湿——萆薢渗湿汤、葛根芩连汤

3. 外治

{ 熏洗——苦参汤加石榴皮、枯矾、五倍子煎水熏洗，每
        天 2 次
  外敷——五倍子散、马勃散

4. 其他疗法

（1）注射法

①黏膜下注射法

> 适应证——Ⅰ、Ⅱ度直肠脱垂
> 禁忌证——直肠类、腹泻、肛周炎、持续性腹压增加者
> 药物——消痔灵注射液

②直肠周围注射法

> 适应证——Ⅱ、Ⅲ度直肠脱垂
> 禁忌证——肠炎、腹泻、肛门周围急性炎症者
> 药物——消痔灵注射液

（2）针灸——长强、百会、足三里、承山、八髎穴；或
肛门外括约肌部位梅花针点刺

（3）手术——适用Ⅱ、Ⅲ度脱肛者，主要分经腹入路及
经会阴入路两类

第六节　息肉痔

概念★

1. 定义——息肉痔是指发生于结直肠黏膜上的赘生物，
是一种常见的结直肠良性肿瘤

2. 病名
> 中医——悬胆痔、垂珠痔、樱桃痔
> 西医——结直肠息肉

病因病机 ★

> 与饮食不节、劳倦内伤、情志失调或先天禀赋不足有关
> 湿热下迫大肠，肠道气机不利，经络阻滞，瘀血浊气凝
> 聚而发

诊断要点 ★

> 症状——无主观不适，或便血，便时有黏液，或带蒂息
> 　　　　肉脱出肛外，或腹痛、腹泻，久之消瘦无力，
> 　　　　贫血
> 指诊——可触及大小不等、柔软、可活动肿物（低位息肉）
> 确诊——直肠镜与乙状结肠镜检行病理检查

分类 ★

> 新生物——管状腺瘤、管状绒毛腺瘤、绒毛腺瘤等，由
> 　　　　　肠上皮生长，极易癌变
> 错构瘤——幼年息肉、幼年息肉病、黑斑洗头和黑斑息
> 　　　　　肉综合征等，这类息肉一般不会癌变，但息
> 　　　　　肉病多会恶变
> 炎性息肉——即假息肉，由肠黏膜溃疡引起，属正常淋
> 　　　　　　巴组织，与癌变无关
> 增生性息肉——又叫化生性息肉，为直肠或结肠黏膜上
> 　　　　　　　的无蒂小结节，可单发或多发
> 综合征类——该类病在肠胃内有息肉，在胃肠道外有特
> 　　　　　　殊表现

辨证论治★ （表11 -6）

表11 -6　息肉痔的辨证内治

证型	风伤肠络证	气滞血瘀证	脾气亏虚证
症状	便血鲜红，滴血，带血，息肉表面充血明显，脱出或不脱出肛外，舌质红、苔薄白或薄黄，脉浮数	肿物脱出肛外，不能回纳，疼痛甚，息肉表面紫暗、舌紫，脉涩	肿物易于脱出肛外，表面增生粗糙，或有少量出血，肛门松弛，舌质淡、苔薄，脉弱
治法	清热凉血，祛风止血	活血化瘀，软坚散结	补益脾胃
方剂	槐角丸	少腹逐瘀汤	参苓白术散

外治★

灌肠法——收敛、软坚散结之药液保留灌肠

其他疗法★

结扎法、套扎法、手术切除

第七节　便　秘

概念★★★

1. **定义**——便秘是由多种疾病的病理过程引起的一种症状，但并不单纯指大便干燥，而是指排便不顺利的状态或排便时伴有的特殊症状

2. **分类**

$$\left\{\begin{array}{l}\text{慢传输型便秘}\\[2mm]\text{功能性便秘}\left\{\begin{array}{l}\text{出口梗阻型便秘}\\\text{混合型便秘}\end{array}\right.\end{array}\right.$$

病因病机★

脾虚气陷、气机阻滞、湿热下注、气阴两虚、阳虚寒凝
日久肠胃受损，大便排出不畅或排便不尽、排便困难

诊断要点★

1. **症状**——①大便量少、质太硬，排出困难；②排便困
难，伴有一些特殊的症状，如长期用力排便、
直肠肛门坠胀、便不尽感、甚至需要手法帮
助排便；③7天内排便少于2~3次

直肠内脱垂——排便困难，便后不尽感，疼痛，黏液血
便，大便失禁，部分患者伴有抑郁或焦
虑症状

直肠前突——中、老年女性多见，排便困难，肛门口处
梗阻感，需用手于肛门周围阴道内加压助
便。指诊肛管上端直肠前壁扪及圆形或椭
圆形凹陷的薄弱区

会阴下降综合征——自觉直肠内梗阻感，排便时间长、
费力、排空障碍，便血及便黏液，
伴有会阴部胀痛，甚则有大、小便
失禁及阴道脱垂等症状

盆底失弛缓综合征——表现为长期进行性排便困难，需
过度用力排便，但排出困难，甚
则排气亦困难；伴有大便变细，排
便时间延长至半小时以上等症状。
部分患者可出现心理精神异常

2. 辅助检查——利用排粪造影诊断肛门直肠的功能性疾病

辨证论治 ★★★

> 脾虚气陷——补气润肠、健脾升阳——黄芪汤
>
> 气机阻滞——顺气行滞通便——六磨汤
>
> 湿热下注——清热导滞、润肠通便——麻子仁丸
>
> 气阴两虚——益气养阴通便——八珍汤
>
> 阳虚寒凝——温阳通便——济川煎

手术治疗 ★

> 直肠内脱垂——硬化剂注射术、直肠黏膜胶圈套扎术
>
> 　　　　　（结扎术）
>
> 直肠前突——闭式修补法、Sehapayan 法、经阴道切开直
>
> 　　　　　肠前突修补术
>
> 盆底失弛缓综合征——耻骨直肠肌部分切除术

其他疗法 ★

> 饮食合理，养成良好排便习惯
>
> 艾灸、针刺治疗
>
> 生物反馈疗法

第八节　锁肛痔

概念 ★

1. 定义——锁肛痔是发生在肛管直肠的恶性肿瘤，病至
　　　　　后期，肿瘤阻塞，肛门狭窄，排便困难，有
　　　　　如锁住肛门一般

2. 病名

中医——锁肛痔

西医——肛管直肠癌

3. 临床特点

多见于 40 岁以上成年人

早期便血，大便习惯改变

诊断要点 ★★★

1. 症状

早期——无明显症状，直肠黏膜或肛门皮肤突起或硬结

发展——便血，排便习惯改变，大便变形

晚期

　恶病质表现

　转移征象

　　侵入膀胱及尿道——排尿不畅，尿痛尿频

　　侵及骶前神经丛——直肠内或骶骨部持续剧烈疼痛，并向下放射

2. 检查方法

（1）直肠指诊——诊断直肠癌最重要的方法，可扪及肠壁上的硬块，巨大溃疡或肠腔狭窄，退指后可见指套上染有血、脓和黏液

（2）直肠镜或乙状结肠镜检及活组织病理检查——用以确诊

治疗 ★★★

治疗原则——一经诊断，及早根治性手术治疗

1. 辨证内治

湿热蕴结证——清热利湿——槐角地榆丸

气滞血瘀证——行气活血——桃红四物汤合失笑散

气阴两虚证——益气养阴，清热解毒——四君子汤合增

液汤

2. 外治

败酱草、白花蛇舌草等煎剂保留灌肠

九华膏或黄连膏外敷（肛管癌溃烂）

3. 其他疗法——手术、放疗与化疗、针灸

第十二章 ▶ 泌尿男性生殖系疾病

★★★掌握：泌尿男性生殖系统疾病的内治原则特点；
子痈的概念、诊断、辨证论治和外治；囊痈的概
念；子痰的概念；阴茎痰核的概念、诊断与治疗；
水疝的概念；尿石症的概念、诊断及辨证治疗；
男性不育的概念、诊断和辨证论治；阳痿的概念、
诊断和辨证论治；血精的概念；精浊的概念、诊
断和辨证论治；精癃的概念、诊断和辨证论治

★★熟悉：泌尿男性生殖系统疾病的常见原因、病机、病理
和诊法特点；子痈的病因病机；囊痈的诊断与治疗；子
痰的辨证与治疗；水疝的病因病机、诊断、治疗及预防
与调护；尿石症的病因病机；男性不育的预防与调护；
阳痿的预防与调护；血精的诊断与治疗；精浊的预防与
调护；精癃的预防与调护；前列腺癌的诊断和辨证论
治；中医药在综合治疗前列腺癌中的作用

★了解：男性生殖器官与经络的关系；子痈的预防护理；
子痰的预防与调护；阴茎痰核的预防与调护；尿石症
的预防护理；男性不育的病因病机；阳痿的病因病机；
血精的病因病机、预防与调护；精浊的病因病机；精
癃的病因病机；前列腺癌的预防与调护

概　述

男性生殖器官与脏腑的关系★

$$\begin{cases} 玉茎（阴茎）、阴囊、子系（精索）——属肝 \\ 马口（尿道）——属小肠 \\ 肾子（附睾、睾丸）——肾 \end{cases}$$

病因病理★★

心 $\begin{cases} 心火亢盛，移热小肠——热淋 \\ 心火亢盛，灼伤血络，迫血下行，下出阴窍——血淋、 \\ \qquad\qquad\qquad\qquad\qquad\qquad\qquad\qquad\qquad\quad 尿血 \\ 心火下劫，肾水妄动，心肾不交——精浊、血精 \end{cases}$

肝 $\begin{cases} 肝失疏泄，筋失其养——阳痿 \\ 肝郁化火，灼伤肾水——不能射精 \\ 肝失疏泄，湿热浊精阻于肝经——子痈、囊痈、水疝、 \\ \qquad\qquad\qquad\qquad\qquad\qquad\qquad\qquad\quad 癃闭 \end{cases}$

脾 $\begin{cases} 脾气虚弱，精微不输——遗尿、遗精、阳痿、不育 \\ 脾虚不运，水湿下注——水疝、癃闭、阴茎痰核 \\ 脾虚不摄，水精下流——尿浊、血尿 \\ 脾不统血——血尿 \end{cases}$

肺 $\begin{cases} 肺失宣降，水道不利——癃闭 \\ 肺气虚弱，不能制下——遗尿、小便失禁 \end{cases}$

$$
肾
\begin{cases}
肾精亏损，阴虚内热——遗精、早泄 \\
肾阴不足，相火下移——热淋、血淋 \\
火扰精室——精浊 \\
灼伤血络——血精、尿血 \\
灼津为痰——阴茎痰核、子痰 \\
肾阳不足，精关不固——白浊、遗精、早泄 \\
肾精亏虚——不育 \\
阳虚宗筋痿而不用——阳痿 \\
肾阳虚衰，膀胱失司——癃闭、尿失禁
\end{cases}
$$

辨证论治★★★（表12－1）

表12－1　泌尿男性疾病辨证内治

证型	湿热下注证	气血瘀滞证	浊痰凝结证	肾阴不足	肾阳虚衰证
症状	尿频，尿急，茎中热痛，尿液黄赤，血淋、白浊，阴囊红肿热痛，附睾、睾丸肿痛，囊内积液，外阴多汗味臊	睾丸硬结，少腹、会阴、睾丸胀痛或刺痛，排尿困难或闭塞不通，或尿有血块	附睾慢性肿块或阴茎结节，皮色不变，不痛或微痛；排尿淋漓不畅，尿线变细；不射精	腰膝酸痛，头目眩晕，盗汗失眠，五心烦热，血精，精浊	形寒肢冷，腰膝酸痛，小便清长，夜尿频多，阳痿不举，精冷不育
治法	清利湿热	行气活血	化痰散结	滋补肾阴	温补肾阳
方剂	八正散、萆薢分清饮、龙胆泻肝汤	橘核丸、代抵当丸、活血散瘀汤	阳和汤、化坚二陈丸、消核丸、苍附导痰汤	六味地黄丸、知柏地黄丸、大补阴丸	金匮肾气丸、右归丸、济生肾气丸

第一节 子 痈

概念 ★★★

1. 定义——子痈是指睾丸及附睾的化脓性疾病。相当于西医的急、慢性附睾炎或睾丸炎

2. 临床特点——睾丸或附睾的一侧或两侧肿胀疼痛

病因病机 ★★

急性子痈——外感六淫或过食辛辣炙煿，湿热内生；或房事不洁，外染湿热秽毒；或跌扑闪挫，肾子受损，经络阻隔，气血凝滞，郁久化热

慢性子痈——郁怒伤肝，情志不畅，肝气郁结，经脉不利，血瘀痰凝，结于肾子

诊断要点 ★★★

1. 临床表现

急性——附睾或睾丸肿痛，站立时加重，可放射至腹股沟及下腹部，伴恶寒发热、口渴欲饮、尿黄便秘。附睾可触及肿块，触痛明显

慢性——阴囊部隐痛、发胀、下坠感，有急性子痈发作史。附睾增大、变硬，伴轻度压痛，同侧输精管增粗

2. 实验室检查

急性子痈——血白细胞总数增高，尿中可有白细胞

治疗★★★

1. 内治（表 12 – 2）

表 12 – 2　子痈的辨证内治

证型	湿热下注证	气滞痰凝证
症状	睾丸、附睾肿大疼痛，阴囊皮肤红肿，灼热疼痛，少腹抽痛，伴恶寒发热，苔黄腻，脉滑数	附睾结节，子系粗肿，牵引少腹不适，舌淡或瘀斑、苔薄白或腻，脉弦滑
治法	清热利湿，解毒消肿	疏肝理气，化痰散结
方剂	枸橘汤、龙胆泻肝汤	橘核丸

2. 外治

（1）急性子痈 $\begin{cases} 未成脓——金黄散水调冷敷 \\ 已成脓——九一丹、八二丹药线引流 \end{cases}$

（2）慢性子痈 $\begin{cases} 葱归溻肿汤坐浴 \\ 冲和膏外敷 \end{cases}$

预防与调护★

$\begin{cases} 忌烟酒，饮食清淡 \\ 及时治疗包茎、尿道狭窄 \end{cases}$

第二节　囊　痈

概念★★★

1. 定义——囊痈是发于阴囊部位的急性化脓性疾病。相当于西医学的阴囊蜂窝织炎

2. 临床特点——阴囊红肿疼痛，皮紧光亮，寒热交作，
　　　　　　　形如瓢状

诊断要点★★

1. 临床表现

　⎧阴囊部红肿、灼热、压痛，甚则肿大如瓢，坠胀疼痛
　⎩伴发热恶寒、口干、小便赤热、大便干结

2. 实验室检查

　⎧白细胞总数增高
　⎩中性粒细胞比例增多

治疗★★

治疗原则——清热利湿为主，早期配合抗生素治疗

1. 辨证内治

湿热下注证——清热利湿、解毒消肿——龙胆泻肝汤或
　　　　　　　　　　　　　　　　　　泻热汤

2. 外治

　⎧未成脓——玉露散、金黄散、双柏散凉水外敷
　⎩已成脓——切开引流

预防与调护★

　⎧及时处理阴囊部外伤，注意保持阴囊部的清洁及干燥
　⎩勿饮酒，忌食鱼腥和辛辣发物

附：脱囊

1. 定义——脱囊是指突然发生在阴囊的急性坏疽

2. 临床特点——起病急，阴囊红肿、紫黑，迅速溃烂，
甚则可整个阴囊皮肤腐脱，睾丸外露

3. 诊断

（1）临床表现

初起阴囊肿胀、皮肤发红发亮、灼热剧痛，触之有捻发音
1~2天后阴囊迅速溃烂、流血样污水或脓液
最后腐肉脱落，睾丸外露

（2）实验室检查

血常规——白细胞及中性粒细胞增高
创面细菌培养——溶血性链球菌、金黄色葡萄球菌、大
肠杆菌、厌氧菌等
X 线或 B 超检查——阴囊壁内有气体

4. 治疗——以内治治疗为主，配合外用药物、西医治疗。
一旦出现坏死，应立即手术

内治 初期——清热利湿、解毒消肿——龙胆泻肝汤
后期——益气养阴、清解余毒——益气养阴汤

第三节　子　痰

概念★★★

1. 定义——子痰是发于肾子的疮痨性疾病。相当于西医
学的附睾结核

2. 临床特点——附睾有慢性硬结，逐渐增大，形成脓肿，
溃破后脓液稀薄如痰，并夹有败絮样物
质，易成窦道，经久不愈

治疗★★

治疗原则——辨证论治配合西药抗痨治疗 6 个月以上

1. 内治（表 12 - 3）

表 12 - 3　子痰的辨证内治

证型	浊痰凝结证	阴虚内热证	气血两亏证
症状	初起硬结期，肾子处坠胀不适，附睾硬结，子系呈串珠状肿硬，苔薄，脉滑	中期成脓期，肾子硬结逐渐增大并与阴囊皮肤粘连，阴囊红肿疼痛，应指，伴低热、盗汗，舌红、少苔，脉细数	后期溃脓期，脓肿破溃，脓液稀薄，夹有败絮样物质，疮口凹陷，形成漏管，反复发作，经久不愈，伴虚热不退、面色无华，舌淡、苔白，脉沉细无力
治法	温经通络，化痰散结	养阴清热，除湿化痰，佐以透脓解毒	益气养血，化痰消肿
方剂	阳和汤，配服小金丹	滋阴除湿汤合透脓散	十全大补汤，兼服小金丹

2. 外治

$\left\{\begin{array}{l}\text{未成脓——消肿散结——冲和膏}\\ \text{已成脓——切开引流}\end{array}\right.$

预防与调护★

$\left\{\begin{array}{l}\text{重视结核病的预防与调护}\\ \text{加强锻炼，注意饮食营养，提高机体抗病能力}\end{array}\right.$

第四节　阴茎痰核

概念★★★

1. **定义**——阴茎痰核是指阴茎海绵体发生纤维化硬结的
   一种疾病。相当于西医学的阴茎硬结症

2. **临床特点**——阴茎背侧可触及条索或斑块状硬结

诊断要点★★★

> 多见于中年人
> 阴精背侧硬结或条索状斑块，无压痛，大小不一，单发
> 　或多发，发展缓慢，
> 不破溃
> 阴茎勃起时有疼痛或弯曲变形

治疗★★★

1. **内治**

痰浊凝结——阴茎背侧条索状结块，皮色不变，温度正
　　　　　常，勃起时可发生弯曲疼痛，舌淡边有齿
　　　　　痕、苔薄白，脉滑

　　　　　——温阳通脉、化痰散结

　　　　　——阳和汤合化坚二陈汤

2. **外治**——阳和解凝膏、黑退消外敷

预防和调护★

> 避暴力性交、酒后性交
> 防阴茎损伤

第五节　水　疝

概念★★★

定义——水疝是指阴囊内有水湿停滞，以不红不热、状
　　　　如水晶为特征。相当于西医学之睾丸或精索鞘
　　　　膜积液

病因病机★★

与肝、脾、肾三脏相关

诊断★★

1. 临床表现——单侧发生，阴囊肿大，可触及光滑而柔
　　　　　　软的肿物，呈球形，一般无压；睾丸可
　　　　　　因积液包裹而不易扪及；肿胀严重时，
　　　　　　阴囊光亮如水晶，坠胀不适

2. 辅助检查——肿物透光实验阳性，穿刺可抽出积液。
　　　　　　B超检查有助于确定阴囊内肿块是囊性
　　　　　　或实性

治疗★★

治疗原则——疏肝、健脾、益肾、除湿

1. 辨证论治（表12－4）

表12－4　水疝的辨证内治

证型	肾气亏虚证	寒湿凝聚证	湿热下注证	瘀血阻络证
症状	先天性水疝之婴幼儿。阴囊肿大，甚则亮如水晶，不红不热，不痛，睡卧时缩小，站立、哭叫时增大；舌淡，苔薄白，脉细弱	发病缓慢，阴囊肿胀逐渐加重，久则皮肤顽厚，肿胀严重时阴茎内缩，影响排尿和性交；伴阴囊发凉潮湿、坠胀不适，腰酸乏力；舌淡、苔白腻，脉沉弦	发病较快，阴囊肿大，皮肤潮湿而红热；伴小便短赤，或有睾丸肿痛及全身发热；舌红，苔黄，脉滑数或弦数	多有睾丸损伤或睾丸肿瘤病史。阴囊肿大坠痛，睾丸胀痛，积液可呈红色，透光试验多为阴性，舌紫暗或有瘀点，脉沉涩
治法	温肾通阳，化气行水	疏肝理气，祛寒化湿	清热化湿	活血化瘀，行气利水
方剂	济生肾气丸、真武汤	陈苓汤、加减导气汤、水疝汤	大分清饮、清解汤	活血散瘀汤、桃红四物汤

2. 外治

敷药法——湿热型用金黄散，水调敷；寒湿型用回阳玉龙膏

热熨法——小茴香、橘核各100g，研粗末炒热，装布袋内热熨患处，每次20~30分钟，每日2~3次。用于婴儿水疝或继发性水疝属寒证者

预防与调护★★

积极治疗睾丸炎等原发病，减少或避免该病发生

如行穿刺，必须严格消毒，防止感染

第六节 尿石症

概念★★★

1. 定义——尿石症，又称泌尿系结石。包括上尿路结石
（肾结石、输尿管结石）和下尿路结石（膀
胱结石和尿道结石）

2. 临床特点——腰腹部绞痛和血尿

3. 好发人群——男性多于女性，男女发病率约为 3∶1

病因病机★★

本——肾虚——膀胱气化不利，尿液生成与排泄失常

标——湿热 {
蕴结膀胱，煎熬津液，结为砂石
气机不利，不通则痛
热伤血络，引起尿血
}

诊断要点★★★

1. 临床表现

上尿路结石——突然发作的肾或输尿管绞痛和血尿，疼
痛剧烈，可向下放射到下腹部、外阴部
和大腿内侧

膀胱结石——排尿中断，并引起疼痛，放射至阴茎头和
远端尿道

尿道结石——排尿困难，呈点滴状，或尿流中断，急性
尿潴留，排尿时疼痛明显

2. 辅助检查——X 线片、B 超、尿路造影、CT 检查有助于临床诊断

辨证论治★★★（表 12－5）

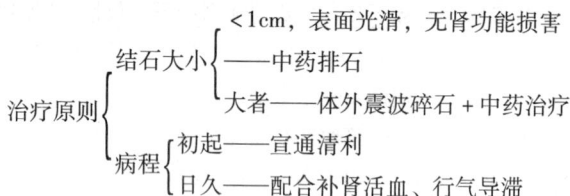

$$治疗原则\begin{cases}结石大小\begin{cases}<1cm，表面光滑，无肾功能损害\\——中药排石\\大者——体外震波碎石＋中药治疗\end{cases}\\病程\begin{cases}初起——宣通清利\\日久——配合补肾活血、行气导滞\end{cases}\end{cases}$$

表 12－5　尿石症的辨证内治

证型	湿热蕴结证	气血瘀滞证	肾气不足证
症状	腰痛或小腹痛，或尿流突然中断，尿频、尿急、尿痛、小便浑赤，口干欲饮，舌红、苔黄腻，脉弦数	腰腹胀痛或绞痛，向外阴部放射，尿频，尿急，尿黄或赤，舌暗红或有瘀斑，脉弦或弦数	结石日久，腰部胀痛，时发时止，遇劳加重，疲乏无力，尿少或频数不爽，舌淡、苔薄，脉细无力
治法	清热利湿，通淋排石	理气活血，通淋排石	补肾益气，通淋排石
方剂	三金排石汤	金铃子散合石韦散	济生肾气丸

总攻疗法★

1. 适应证——结石横径＜1cm，表面光滑，双肾功能基本正常，无明显尿路狭窄或畸形

2. 步骤（表 12 – 6）

表 12 – 6　尿路结石总攻法

时间	方法
7：00	排石中药头煎 300mL，口服
7：30	氢氧噻嗪 50mg，口服
8：30	饮水 500 ~ 1000mL
9：00	饮水 500 ~ 1000mL
10：30	阿托品 0.5mg，肌内注射
10：40	针刺肾俞、膀胱俞（肾盂、输尿管中上段结石）；肾俞、水道（输尿管下段结石）；关元、三阴交（膀胱、尿道结石）。先弱刺激，后强刺激，共 20 分钟
11：00	跳跃 20 分钟左右

　　总攻疗法以 6 ~ 7 次为一个疗程，隔天 1 次。总攻疗法治疗后结石下移或排而未净者，休息两周后可继续进行下一个疗程，一般不超过 2 个疗程。如多次使用氢氧噻嗪等利尿药进行总攻疗法，必要时可口服氯化钾 1g，每日 3 次，以防低血钾。

其他疗法★

体外震波碎石、手术治疗

预防与调护★

多饮水——每天 2000 ~ 3000mL，宜多次饮用

调饮食　合理增加蛋白质，有助于尿路结石的预防
　　　　痛风患者少食用动物内脏
　　　　菠菜、豆腐、竹笋、苋菜不宜多食

及时治疗尿路感染，解除尿路梗阻

第七节 男性不育症

概念★★★

定义——男性不育是指育龄夫妇同居一年以上，性生活
正常，未采取任何避孕措施，女方有受孕能
力，由于男方原因而致女方不能怀孕的一类
疾病

病因病机★

肾精亏虚、肝郁气滞、湿热下注、气血两虚

诊断要点★★★

1. 育龄夫妇同居一年以上，性生活正常，未采取任何避
孕措施，女方有受孕能力而不怀孕者。

2. 结合病史、体格检查、实验室检查确诊

（1）了解病史

一般情况——患者的职业、既往史、个人生活史、婚姻
史、性生活情况及配偶健康状况，酗嗜烟
习惯等

接触情况——有无与放射线、有毒物品接触史

其他——高温作业史、腮腺炎并发睾丸炎史及长期服
药史

（2）体格检查

全身情况——体型、发育营养状况，胡须、腋毛、阴毛
分布，乳房发育等

外生殖器 {
阴茎的发育，睾丸位置及大小、质地，有无肿物或压痛

附睾、输精管有无结节或缺如

精索静脉有无曲张
}

（3）实验室检查——精液常规分析（WHO 规定标准）

1.5mL ≤ 精液量 < 7mL

液化时间 < 60 分钟

黏液丝长度 < 2cm

pH 值 7.2 ~ 7.8

精子密度 ≥ 15×10^6/mL

精子总计数 ≥ 39×10^6

成活率 ≥ 58%

A 级精子 ≥ 32%（A 级 + B 级 > 40%）

正常形态精子 ≥ 4%

白细胞 < 1×10^6/mL

辨证论治 ★★★（表 12-7）

《石室秘录》提出治不育六法："精寒者温其火，气衰者补其气，痰多者消其痰，火盛者补其水，精少者添其精，气郁者舒其气……"

表 12 - 7　男性不育症的辨证内治

证型	肾阳虚衰证	肾阴不足证	肝郁气滞证	湿热下注证	气血两虚证
症状	性欲减退，阳痿早泄，精子数少，成活率低，活动力弱，伴腰膝酸软、疲软乏力、小便清长，舌质淡、苔薄白，脉沉细	遗精滑泄。精液量少，精子活动力弱或精液黏稠化、畸形精子较多，伴头晕耳鸣、手足心热，舌质红、少苔，脉沉细	性欲低下，阳痿不举，或性交时不能射精，精子稀少，活力下降，伴精神抑郁、两胁胀痛、嗳气反酸，舌质暗、苔薄，脉弦细	阳事不兴或勃起不坚，精子数少或死精子较多，伴小腹急满、小便短赤，舌苔薄黄，脉弦滑	性欲减退，阳事不兴，或精子数少，成活率低，活动力弱，伴神疲倦怠、面色无华，舌质淡、苔薄白，脉沉细无力
治法	温补肾阳，益肾填精	滋补肾阴，益精养血	疏肝解郁，温肾益精	清热利湿	补益气血
方剂	金匮肾气丸合五子衍宗丸	左归丸合五子衍宗丸	柴胡疏肝散	萆薢分清饮	十全大补汤

其他疗法★

雄激素、人工授精、手术

预防和调护★★

提倡科学的婚前教育

禁过量饮酒吸烟，不食棉籽油

消除有害因素影响，性生活适度

第八节 阳 痿

概念★★★

定义——阳痿是指男性除未发育成熟或已到性欲衰退时
期，性交时阴茎不能勃起，或虽勃起但勃起不
坚，或勃起不能维持，以致不能进行或完成性交
全过程的一种疾病。西医学称为勃起功能障碍

病因病机★

$$\left\{\begin{array}{l}肝气郁结、肝胆湿热\\脾胃不足、心脾两虚、气血瘀阻\\惊恐伤肾、肾阴亏虚、肾阳不足\end{array}\right.$$

诊断★★★

临床表现——有性刺激和性欲情况下，阴茎不能勃起或
勃起不坚，勃起时间短促，很快疲软，以
致不能进行或完成性交，持续3个月以上。
须除外阴茎发育不良引起的性交不能

辨证论治★★★（表12-8）

表12-8 阳痿的辨证内治

证型	症状	治法	方剂
肝气郁结证	阳事不兴，或举而不坚，伴心情抑郁、烦躁易怒、胸胁胀满、善太息，苔薄白，脉弦	疏肝解郁	逍遥散

续表

证型	症状	治法	方剂
湿热下注证	阴茎萎软，阴囊潮湿，瘙痒腥臭，睾丸坠胀作痛，伴小便色黄、尿道灼痛、胁胀腹闷、肢体困倦、口苦，舌红、苔黄腻，脉滑数	清利湿热	萆薢渗湿汤
脾胃虚弱证	阴茎举而不坚，伴纳食减少、脘腹饱闷、身体倦怠、四肢乏力、面色萎黄，舌淡、苔薄，脉沉弱	补益脾胃	参苓白术散
气血瘀阻证	多有动脉硬化、糖尿病或阴部外伤及盆腔手术史。阳事不兴，或勃起不坚，性欲淡漠，舌质暗有瘀斑，脉沉涩或弦	行气活血，通脉振痿	桃红四物汤
心脾两虚证	阳痿不举，伴心悸、失眠多梦、神疲乏力、面色无华、食少纳呆、腹胀便溏，苔薄白，脉细弱	补益心脾	归脾汤
惊恐伤肾证	阳痿不振，伴心悸易惊、胆怯多疑、夜多噩梦，常有被惊吓史，苔薄白，脉弦细	益肾宁神	启阳娱心丹
肾阴亏虚证	阳事不举或举而不坚，伴腰膝酸软、眩晕耳鸣、失眠多梦、遗精、形体消瘦，舌红少津，脉细数	滋阴补肾	左归丸、二地鳖甲煎
肾阳不足证	阳事不举或举而不坚，精薄清冷，伴神疲倦怠、形寒肢冷、阴部冷凉、面色无华、头晕耳鸣、腰膝酸软、小便清长，舌淡胖、苔薄白，脉沉细	温肾助阳	右归丸

预防与调护★★

调畅情志，心态平和

少食醇酒肥甘，避免湿热内生

寻找病因，积极防治原发疾病，如糖尿病、动脉硬化等

第九节 血 精

概念★★★

1. **定义**——血精指精液中夹有血液的疾病

2. **临床特点**——精液中含有血液，根据精液中含血量的多少，可表现为肉眼血精、含血凝块，或仅显微镜下精液中有红细胞。可伴有尿急、尿频、尿涩痛、会阴不适等症状

3. **西医病名**——精囊炎

病因病机★

湿热下注、阴虚火旺、瘀血阻络、脾肾两虚

诊断★★（表12-9）

1. 临床表现

多见于成年男性

部分患者有性交过频或性交持续时间过长、燥热饮食刺激等诱因

性交时射出的精液或不因性交而外遗的精液中含有血液

可伴有下腹部及会阴部不适，或出现性欲减退、早泄等症状

2. **专科检查**——直肠指检急性者可触及肿大的精囊腺，触痛明显，有波动感和压痛；慢性者压痛不明显，周围界限不清

3. **辅助检查**——精液镜检可见大量红细胞，或并见脓细胞；精子大多死亡或少精或无精子

治疗★★

治疗原则——止血

辨证论治（表12－9）

表12－9 血精的辨证内治

证型	湿热下注证	阴虚火旺证	瘀血阻络证	脾肾两虚证
症状	精液红色或暗红色或棕褐色，少腹、会阴及睾丸部疼痛或不适，射精时加剧，伴尿频、尿急、排尿灼热疼痛、小便黄热，舌红、苔黄腻，脉滑数	精血相混，色鲜红，夹有碎屑状陈旧血块，会阴部坠胀或阴茎中灼痛，伴头晕耳鸣、腰膝酸软、潮热盗汗、心烦口干、小便短黄，舌红少津、苔薄黄，脉细数	精中带血，血色暗红，夹有血丝、血块，射精时精道疼痛较重，有阴部外伤史，伴少腹、会阴及睾丸部疼痛，舌质紫暗或有瘀点瘀斑、苔薄，脉涩	精液淡红，或镜下见红细胞，性欲减退或阳痿早泄，面色少华、神疲乏力、失眠多梦、腰膝酸软；舌淡而胖，脉细无力
治法	清热利湿，凉血止血	滋阴降火，凉血止血	活血止血，祛瘀止痛	补肾健脾，益气摄血
方剂	龙胆泻肝汤	知柏地黄丸合二至丸	桃红四物汤合失笑散	大补元煎合归脾汤

预防与调护★

（1）未病时

- 保持规律的性生活，房事不能过频，避免酒后尤其醉酒后同房
- 少饮酒，少食辛辣燥热食物，多食蔬菜、水果，持大便通畅
- 避免不洁性交
- 预防会阴外伤，避免长时间骑车
- 积极防治尿道炎、前列腺炎等泌尿系疾病

（2）已病后

- 急性期禁止精道检查和精囊前列腺按摩，暂停房事
- 慢性期可适度房事，但每次持续时间不宜过长
- 保持心情舒畅
- 避免久坐及长时间骑车
- 饮食以清淡为主，禁酒，忌辛辣刺激之品

第十节　精　浊

概念★★★

1. **定义**——精浊是精室在邪毒或其他致病因素作用下产生的一种疾病。相当于西医学的前列腺炎

2. **常见症状**——尿频、尿急、尿痛，偶见尿道溢出少量乳白色液体，伴有会阴、腰骶、小腹、腹股沟等部隐痛不适

3. **好发人群**——中青年男性

病因病机★

急性 $\begin{cases} \text{饮食不节，嗜食醇酒肥甘，酿生湿热} \\ \text{外感湿热之邪，壅聚于下焦} \end{cases}$

慢性 $\begin{cases} \text{相火妄动，所愿不遂，或忍精不泄，肾火郁而不} \\ \text{　散，离之精化成白浊} \\ \text{房事不洁，精室空虚，湿热从精道内侵，湿热壅} \\ \text{　滞，气血瘀阻} \end{cases}$

诊断★★★

1. 临床表现

急性 $\begin{cases} \text{发病较急，突发寒战高热，尿频、尿急、尿痛，腰} \\ \text{　骶部及会阴部疼痛，或伴有直肠刺激征} \\ \text{形成脓肿时常发生尿潴留} \\ \text{直肠指检前列腺饱满肿胀，压痛明显，温度增高} \end{cases}$

慢性 $\begin{cases} \text{尿频、尿急、尿痛、尿不尽、尿道灼热，腰骶、小} \\ \text{　腹、会阴及睾丸等处坠胀隐痛} \\ \text{晨起、排尿终末或大便时尿道偶见有少量白色分泌物} \\ \text{病程较长患者可出慢性阳痿、早泄、遗精或射精痛等} \\ \text{伴头晕耳鸣、失眠多梦、腰酸乏力} \\ \text{直肠指检前列腺多正常大小，或稍大或稍小，质软} \\ \text{　或软硬不均，轻度压痛} \end{cases}$

2. 辅助检查（表12－15）

急性——尿道口溢出分泌物镜检有大量脓细胞，涂片可
$\qquad$找到细菌

慢性——前列腺按摩液镜检白细胞每高倍视野在10个以
$\qquad$上，卵磷脂小体减少或消失

辨证论治★★★（表 12 - 10）

表 12 - 10　精浊的辨证内治

证型	湿热蕴结证	气滞血瘀证	阴虚火旺证	肾阳虚损证
症状	尿频、尿急、尿痛、尿道灼热感，排尿末或大便时尿道偶有白浊，会阴、腰骶、睾丸、小腹坠胀疼痛，苔黄腻，脉滑数	病程较长，少腹、会阴、睾丸、腰骶部坠胀疼痛，尿不尽，舌暗或有瘀斑，苔白或薄黄，脉沉涩	尿末或大便时尿道口有白色分泌物溢出，尿道不适，阳事易举，遗精或血精，伴腰膝酸软、头晕耳鸣、失眠多梦，舌红少苔，脉细数	排尿淋沥，稍劳后尿道即有白色分泌物溢出，伴腰膝酸冷、阳痿、早泄、形寒肢冷，舌淡胖边有齿痕、苔白，脉沉细
治法	清热利湿	活血祛瘀，行气止痛	滋阴降火	补肾助阳
方剂	八正散、龙胆泻肝汤	前列腺汤	知柏地黄汤	右归丸、济生肾气丸

预防与调护★★

急性前列腺炎应卧床休息，禁忌前列腺按摩

前列腺按摩时不宜用力过大、按摩时间过长、过于频繁，以每周 1 次为宜。

禁酒，忌过食肥甘及辛辣发物

生活规律，劳逸结合，避免频繁的性冲动，不要久坐或骑车时间过长

调节情志，保持乐观情绪，树立战胜疾病的信心

第十一节 精 癃

概念 ★★★

精癃是中老年男性的常见疾病之一

西医病名——良性前列腺增生症

临床特点——尿频，夜尿次数增多，排尿困难，严重者可
发生尿潴留或尿失禁，甚至出现肾功能受损

病因病机 ★

脾肾两虚、气滞血瘀、湿热蕴结

诊断 ★★★

1. 临床表现

多见于50岁以上男性患者

逐渐出现进行性尿频，以夜间为明显，伴排尿困难，尿
线变细

部分患者由于尿液长期不能排尽，导致膀胱残余尿增多
而出现假性尿失禁

常因受寒、劳累、憋尿、便秘等发生急性尿潴留，严重
者可引起肾功能不全

可并发尿路感染、膀胱结石、疝气或脱肛等

2. 辅助检查

直肠指检前列腺有不同程度的增大，表面光滑，中等硬
度而富有弹性，中央沟变浅或消失

B超、CT、膀胱尿道造影、膀胱镜及尿流动力学检查可
协助诊断

PSA、前列腺体积、最大尿流率、残余尿量可预测本病的
进展

治疗★★★

治疗原则——以通为用，补肾益气、活血利尿为基本治
疗法则

辨证论治（表 12 – 11）

表 12 – 11　精癃的辨证内治

证型	湿热下注证	脾肾气虚证	气滞血瘀证	肾阴亏虚证	肾阳不足证
症状	小便频数黄赤，尿道灼热涩痛，排尿不畅，小腹胀满，伴大便干燥、口苦口黏、舌暗红、苔黄腻，脉滑数或弦数	尿频，滴沥不畅，尿线细，夜间遗尿或尿闭不通，伴神疲乏力、纳谷不香、面色无华、便溏脱肛，舌淡、苔白，脉细无力	小便不畅，尿线变细或点滴而下，或尿道涩痛，闭塞不通，小腹胀满隐痛偶有血尿，舌质暗或有瘀点瘀斑，苔白或薄黄，脉弦或涩	小便频数不爽，尿少热赤，或闭塞不通，伴头晕耳鸣、腰膝酸软、五心烦热、大便秘结，舌红少津，苔少或黄，脉细数	小便频数，夜间尤甚，尿线变细，余沥不尽，尿程缩短，点滴不爽，甚则尿闭不通，伴精神萎靡、面色无华、畏寒肢冷、舌质淡润、苔薄白，脉沉细
治法	清热利湿，消癃通闭	补脾益气，温肾利尿	行气活血，通窍利尿	滋补肾阴，通窍利尿	温补肾阳，通窍利尿
方剂	八正散	补中益气汤	沉香散	知柏地黄丸	济生肾气丸

预防与调护★★

> 不要憋尿，保持大便通畅
> 慎起居，避风寒，忌饮酒及少食辛辣刺激性食物

第十二节　前列腺癌

诊断★★

1. 临床表现

> 早期症状不明显
> 当癌肿侵犯膀胱颈或阻塞尿道时，可见尿频、尿急、尿流缓慢、排尿不尽等下尿路症状；严重者可出现急性尿潴留、血尿、尿失禁等
> 前列腺癌骨转移时常见骨骼疼痛、病理性骨折、贫血等

2. 辅助检查

> 直肠指检对前列腺癌的早期诊断有重要价值
> 前列腺癌的确诊需前列腺穿刺活检取得组织病理诊断
> 经直肠前列腺超声、CT、MRI 等检查可协助诊断及进行肿瘤分期

辨证论治★★ （表12－12）

表12－12　前列腺癌的辨证内治

证型	湿热蕴结证	脾肾亏虚证	痰瘀闭阻证	气血两虚证
症状	小便频数、色黄，尿道灼热或刺痛，排尿不畅，伴大便干燥、口苦口黏，舌质暗红、苔黄腻，脉滑数或弦数	尿频，排尿无力，尿线变细，小便淋漓不畅，严重者尿闭不通，伴神疲乏力、面色无华、胃纳差、大便溏泄，舌淡、苔白，脉细无力	小便点滴不出，甚或尿血，伴面色晦暗、纳差、大便黏滞不爽，舌紫暗、苔白腻，脉涩	多见于疾病晚期。消瘦，神疲乏力，面色㿠白，舌淡、苔白，脉细弱。
治法	清热利湿，解毒通淋	补益脾肾，解毒化瘀	软坚散结，祛瘀化痰	补益气血，培补肾元
方剂	八正散	补中益气汤	膈下逐瘀汤	十全大补汤

预防与调护★

> 调畅情志，避免各种精神刺激
> 加强营养，提高机体免疫力
> 坚持治疗，树立信心

第十三章 ▶ 周围血管疾病

★★★掌握：周围血管疾病的内治方法；臁疮的诊断及
　　　辨证论治；青蛇毒的诊断及鉴别诊断；股肿的临
　　　床特点及内外治法；脱疽的诊断、鉴别诊断及治
　　　疗；淋巴水肿的临床特点及鉴别诊断

★★熟悉：周围血管疾病常见症状体征及各种检查方法；
　　　周围血管疾病的外治方法；臁疮的鉴别诊断；青蛇
　　　毒的内外治法；股肿的鉴别诊断；脱疽的病因病机；
　　　淋巴水肿的不同病因和辨证论治

★了解：周围血管疾病的分类及病因病机；臁疮的病因
　　病机及预防与调护；青蛇毒的病因病机和预防与调护；
　　股肿的病因病机和预防与调护；脱疽的预防与调护；
　　淋巴水肿的预防与调护

概　述

概念

1. 定义——周围血管疾病是指发生于心、脑血管以外的血管疾病

2. 分类★

动脉病——血栓闭塞性脉管炎、动脉硬化性闭塞症、动脉栓塞、多发性大动脉炎、动脉瘤、雷诺病（症）、红斑性肢痛症等

静脉病——血栓性浅静脉炎、深静脉血栓形成、深静脉瓣膜功能不全、静脉曲张等

常见症状及体征★★

1. 疼痛｛间歇性疼痛
持续性疼痛（静息痛）

2. 皮肤温度异常——寒冷、潮热

3. 皮肤颜色异常——苍白、紫绀、潮红

4. 感觉异常——疼痛、潮热、寒冷、倦怠感、麻木、针刺感、蚁行感

5. 结构异常——主要包括皮肤及其附件营养障碍、动脉搏动减弱或消失、浅静脉曲张等

6. 溃疡和坏疽——干性和湿性坏疽

常用血管功能试验 ★★

皮肤指压试验

肢体位置试验

运动试验

大隐静脉瓣膜功能试验

深静脉通畅试验

直腿伸踝试验和压迫腓肠肌试验

冷水试验和握拳试验

病因病机 ★

内因——饮食不节、情志内伤、脏腑经络功能失调、劳伤虚损

外因——外感六淫、特殊毒邪（烟毒）、外伤

辨证分型及内治大法 ★★★

治则——活血化瘀

理气活血化瘀法——适于肝郁气滞血瘀证

益气活血化瘀法——适于气虚血瘀证

散寒活血化瘀法 { 温经通阳法——适于外寒客络血瘀证
补阳益气法——适于阳虚内寒血瘀证 }

清热活血化瘀法 { 清热凉血法——适于血热血瘀证
清热解毒法——适于热毒瘀滞证
养阴清热法——适于阴虚血热证 }

祛湿活血化瘀法 { 清热利湿法——适于湿热瘀滞证
健脾利湿法——适于脾虚湿瘀证
温肾利湿法——适于肾虚湿瘀证 }

补血活血化瘀法——适于血虚血瘀证

外治方法★★

1. 常用方法——熏洗、箍围、浸渍、热烘

2. 坏疽清创

（1）处理原则 $\begin{cases} 急性炎症期不处理 \\ 炎症控制后适当清创 \\ 坏死组织界限清楚后彻底清创 \end{cases}$

（2）清创方法

$\begin{cases} 鲸吞法——在麻醉下将坏死组织自坏死组织与存活组织 \\ \qquad\qquad 分界处进行清除 \\ 蚕食法——在换药时视其具体情况逐渐地清除坏死组织 \end{cases}$

第一节 臁 疮

概念

1. 定义——臁疮是指发生于小腿臁骨部位的慢性皮肤溃疡。多见于久立久行者，常为筋瘤的后期并发症

2. 临床特点★★★

$\begin{cases} 主要发于双小腿内、外侧的下 1/3 处 \\ 经久难以收口，或虽经收口，每易因损伤而复发，与季节无关 \end{cases}$

3. 西医病名——下肢慢性溃疡

病因病机★

$\begin{cases} 经久站立或过度负重→瘀停经络，久而化热 \\ 皮肤破损染毒，湿热下注 \end{cases}$

诊断要点★★★

1. 发病——有下肢静脉曲张病史，多发于久立、久行者

2. 好发部位——双小腿内侧、外侧的下 1/3 处

3. 症状
- 初起——小腿下段肿胀、皮肤色素沉着，内、外踝上方皮肤苔藓样变、渗液、结痂、糜烂
- 后期——疮口下陷，边缘高起，形如缸口，疮面灰白，日久不愈，甚至癌变

鉴别诊断★★（表13-1）

表 13-1 臁疮的鉴别诊断

病名	病史	溃疡特点
结核性臁疮	常有其他部位结核病史	皮损初起为红褐色丘疹，中央有坏死，溃疡较深，呈潜行性，边缘呈锯齿状，有败絮样脓水，疮周色紫，溃疡顽固，长期难愈；病程较长者可见新旧重叠的瘢痕，愈合后可留凹陷性色素瘢痕
臁疮恶变	可为原发性皮肤癌，也可由臁疮经久不愈，恶变而来	溃疡状如火山，边缘卷起，不规则，触之觉硬，呈浅灰白色，基底表面易出血
放射性臁疮	往往有明显的放射线灼伤史	病变局限于放射部位；常由多个小溃疡融合成一片，周围皮肤有色素沉着，或夹杂有小白点，损伤的皮肤或肌层明显僵硬，感觉减弱

治疗★★★

1. 内治 （表13－2）

表13－2　臁疮的辨证内治

证型	湿热下注证	气虚血瘀证
症状	疮面腐暗，脓水浸淫，四周漫肿灼热，伴口渴、便秘、小便黄赤，苔黄腻，脉滑数	溃烂经年，疮面肉色苍白，周围皮色黑暗、板硬，伴肢体沉重、倦怠乏力，舌淡紫或有瘀斑、苔白，脉细涩无力
治法	清热利湿，和营解毒	益气活血，祛瘀生新
方剂	二妙丸合五神汤	补阳还五汤合四妙汤

2. 外治

局部红肿，溃破渗液较多——马齿苋60g，黄柏20g，大青叶30g，煎水温湿敷，日3～4次

局部红肿，渗液量少——金黄膏薄敷，日1次，或加少量九一丹

久不收口，腐肉不脱，时流污水——八二丹麻油调敷，每周换药2次

腐肉已脱，露新肉者——生肌散、生肌红玉膏外敷

周围有湿疹者——青黛散调麻油盖贴

3. 其他疗法——静脉手术、植皮术

预防与调护 ★

> 改善肢体瘀血状态
> 抬高患足
> 预防复发

第二节　青蛇毒

概念

1. **定义**——青蛇毒是发生于肢体浅静脉的血栓性、炎性病变。本病是一种多发病、常见病，与季节无关，男女均可罹患

2. **分类**——肢体血栓性浅静脉炎、胸腹壁浅静脉炎、游走性血栓性浅静脉炎

3. **临床特点**

> 肢体浅静脉呈条索状突起、色赤、形如蚯蚓、硬而疼痛
> 多发于青壮年人
> 以四肢为多见，次为胸腹壁。

4. **西医病名**——血栓性浅静脉炎

病因病机 ★

> 湿热蕴结
> 肝气郁滞　经脉受损，气血不畅，络道瘀阻→发病
> 外伤筋脉

诊断要点 ★★★

病史——多见于筋瘤后期

年龄——多发于青壮年

病位——以四肢多见（尤其多见于下肢），次为胸腹壁
　　　　等处

症状 { 局部静脉疼痛肿胀
　　　 沿静脉走向可摸到硬索状物，压痛明显

临床分型

1. **急性期（初期）**——患处疼痛，皮肤发红，触之较硬，
　　　　　　　　　　　　扣之发热，压痛明显，肢体沉重

2. **慢性期（后期）**——患处有条索状物，按之如弓弦，
　　　　　　　　　　　　其色黄褐，结节破溃形成臁疮

{ 肢体血栓性浅静脉炎
　 胸腹壁浅静脉炎
　 游走性血栓性浅静脉炎

鉴别诊断★★★（表13-3）

表13-3　青蛇毒鉴别诊断

病名	病史	临床特点
瓜藤缠（结节性红斑）	多见于女性，与结核病、风湿病有关	皮肤结节多发生于小腿，伸、屈侧无明显区别，呈圆形、片状或斑块状，一般不溃烂；可有疼痛、发热、乏力、关节痛；血沉及免疫指标异常
结节性脉管炎	多见于中年女性	小腿以下伸侧面出现多发性结节，足背亦常见，可双侧发病；结节多呈小圆形，表面红肿，后期可出现色素斑、点，结节可以破溃；病程较长，反复发作，肢端动脉搏动可减弱或消失

治疗★★

治疗原则 { 早期——清热利湿为主
后期——活血散结为主
积极治疗原发疾病，配合外治

1. 内治（表 13 – 4）

表 13 – 4　血栓性浅静脉炎的辨证内治

证型	湿热瘀阻证	血瘀湿阻证	肝郁蕴结证
症状	患肢静脉团突出，疼痛、色红、肿胀、灼热，可摸到硬结节或条索状物，可伴有全身不适、发热症状，苔黄腻或厚腻，脉滑数	患肢疼痛、肿胀、皮色红紫，活动后则甚，小腿部挤压痛或胀痛，或见条索状物，按之柔韧或似弓弦，舌有瘀点、瘀斑，脉沉细或沉涩	胸腹壁有条索状物，固定不移，刺痛，胀痛，或牵掣痛，伴胸闷、嗳气等，舌质淡红或有瘀点、瘀斑，苔薄，脉弦或弦涩
治法	清热利湿，解毒通络	活血化瘀，行气散结	疏肝解郁，活血解毒
方剂	二妙散合茵陈赤豆汤	活血通脉汤加鸡血藤、桃仁、忍冬藤	柴胡清肝汤、复元活血汤

2. 外治

{ 初起——金黄软膏、拔毒膏外敷，每日 1 次
后期——中药熏洗（归尾、桃仁、红花、威灵仙各 12g，白芷、羌活、独活、桃仁、海桐皮各 9g，生艾叶 15g，生姜 60g）

3. 其他疗法——手术切除、理疗、针灸

预防与调护★

> 忌辛辣鱼腥，戒烟
> 急性期卧床，抬高患肢，下床可穿弹力袜，不宜久坐、
> 久立

第三节　股　肿

概念

1. **定义**——股肿是指血液在深静脉血管内发生异常凝
   固，从而引起静脉阻塞、血液回流障碍的
   疾病

2. **临床特点★★★**

> 四大症状——肢体肿胀、疼痛、局部皮温升高和浅静脉
> 　　　　　　怒张
> 好发于下肢髂股静脉和股腘静脉
> 可并发肺栓塞和肺梗死而危及生命

3. **西医病名**——下肢深静脉血栓形成

病因病机★

> 血脉损伤
> 久卧伤气　气血运行不畅→脉络滞塞→股肿
> 气虚血瘀

诊断要点★★★

1. **病史**——长期卧床、产后、各种手术、外伤史、肿瘤

2. 症状

- 发病急、好发于下肢静脉（小腿深静脉、股静脉、髂股静脉）
- 局部温度升高
- 肢体肿胀
- 肢体疼痛，检查沿患肢深静脉走向压痛
- 浅静脉怒张或曲张
- 并发肺栓塞和肺梗死

3. 临床分型（表 13 – 5）

表 13 – 5　股肿临床分型

临床分型	临床特点
小腿深静脉血栓形成	肢体疼痛是其主要的临床症状之一。肢体肿胀较局限，以足踝和小腿部为主。腓肠肌有压痛，一般无全身表现，小腿伸直，足用力向背侧屈时腓肠肌部疼痛（称 Homans 征阳性）
髂股静脉血栓形成	突然性、广泛性的单侧下肢粗肿是本病的临床特征。疼痛性质为胀痛，部位可为全下肢，以患肢的髂窝、股三角区疼痛明显，甚至可连及同侧腰背部或会阴部。全身反应并不十分严重
混合性深静脉血栓形成	临床表现兼具小腿深静脉和髂股静脉血栓形成的特点。本病早期可出现急性股动脉痉挛（疼痛性股蓝肿）和肺动脉栓塞两种危重性并发症
深静脉血栓形成后遗症	深静脉血栓形成后期，由于血液回流障碍或血栓机化再通后，静脉瓣膜被破坏，血液倒流，引起肢体远端静脉高压、瘀血而致肢体肿胀、浅静脉曲张、色素沉着、溃疡形成

鉴别诊断★★（表13-6）

表13-6 股肿鉴别诊断

病名	临床特点
原发性下肢深静脉瓣膜功能不全	多发于成年人，多为从事较长期的站立性工作和重体力劳动者；发病隐匿，进展较缓慢，以双下肢同时发病为特征；患者双小腿浮肿、沉重感，站立位肿胀明显，抬高患肢后肿胀明显减轻或消失；后期可见较明显的浅静脉曲张及其并发症；应用肢体多普勒超声血流检测和深静脉血管造影可明确诊断
淋巴水肿	淋巴性肿胀并非指陷性，状似橡胶海绵，肿胀分布范围多自足背开始，逐渐向近心侧蔓延；皮肤和皮下组织增生变厚；慢性淋巴功能不全发展至后期形成典型的象皮肿，皮肤增厚、粗糙而呈苔藓状，色素沉着和溃疡形成者罕见

治疗★★★

1. 内治（表13-7）

表13-7 股肿的辨证内治

证型	湿热下注证	血脉瘀阻证	气虚湿阻证
症状	发病急，患肢粗肿，发热、发红、疼痛，活动受限，舌质红、苔黄腻，脉弦滑	患肢肿胀，皮色紫暗，固定性压痛，肢体青筋怒张，舌质暗或有瘀斑，苔白，脉弦	患肢肿胀日久，朝轻暮重，活动后加重，休息抬高下肢后减轻，青筋迂曲，或伴小腿色素沉着、淤积性皮炎，或湿疹，或溃疡，倦怠乏力，舌淡边有齿痕、苔薄白，脉沉

续表

证型	湿热下注证	血脉瘀阻证	气虚湿阻证
治法	清热利湿，活血化瘀	活血化瘀，通络止痛	益气健脾，祛湿通络
方剂	四妙勇安汤	活血通脉汤	参苓白术散

2. 外治

急性期——芒硝、冰片外敷（芒硝500g，冰片5g研末混合）

慢性期——活血止痛散煎汤外洗

3. 其他疗法——早期手术取栓、溶栓、抗凝、祛聚、降黏、扩血管等治疗

预防与调护★

清淡饮食，多食富含维生素及低脂食物；严格戒烟，积极锻炼

高危患者（血液呈高凝状态）应适当服用活血化瘀中药或抗凝药物

术后慎用止血药，垫高下肢，适当按摩，尽早下床活动

发病后1个月内不宜做剧烈运动，以防栓子脱落引起并发症；长期卧床患者鼓励做足背屈活动

发病后期可使用弹力绑带，促进静脉血回流

第四节 脱 疽

概念

1. **定义**——脱疽是指发生于四肢末端，严重时趾（指）节坏疽脱落的周围血管疾病。又名脱骨疽

2. **西医病名**——血栓闭塞性脉管炎、动脉硬化性闭塞症、糖尿病足、急性动脉栓塞

病因病机★★

$$\left.\begin{array}{l}\text{脾虚不健} \rightarrow \text{损伤阻遏阳气} \rightarrow \text{四肢失养}\\ \text{肾阳不足} \rightarrow \text{不能温煦四末} \rightarrow \text{温养不足}\\ \text{肝肾亏虚} \rightarrow \text{阴虚热盛津伤} \rightarrow \text{血脉滞涩}\\ \text{外受寒湿} \rightarrow \text{寒邪侵及血脉} \rightarrow \text{寒凝筋脉}\end{array}\right\}\text{脱疽}$$

脾肾亏虚为本，寒湿外伤为标；气血凝滞、经脉阻塞为主要病机

还与嗜烟、饮食不节、环境、遗传及外伤等因素有关

诊断要点★★★

好发于青壮年男子（20~40岁）、老年人或糖尿病患者

好发于寒冷冬季

好发于四肢末端，下肢多见

初起患肢末端发凉、怕冷、苍白、麻木，可伴有间歇性跛行

继则疼痛剧烈，日久患趾（指）坏死变黑，甚至趾（指）节脱落

临床分期（表 13 - 8）

表 13 - 8　脱疽临床分期

	一期 （局部缺血期）	二期 （营养障碍期）	三期 （坏死期或坏疽期）
患肢末端	发凉、怕冷、酸痛、麻木	一期症状加重，出现静息痛，夜间痛甚，难以入寐	二期症状加重，患足疼痛剧烈，足趾出现紫红肿胀、溃疡或坏疽
营养障碍	患肢可出现轻度肌肉萎缩，皮肤干燥，皮温稍低于健侧	加重，肌肉萎缩，皮肤干燥，汗毛脱落，趾甲增厚且生长缓慢	继续加重，并出现全身症状，如疲乏无力、不欲饮食、口干、形体消瘦，甚则壮热神昏
间歇性跛行	有	加重	继续加重
足背动脉搏动	减弱或消失	消失	消失

坏疽分级 $\begin{cases} 1级——局限于足趾或手指部位 \\ 2级——局限于足跖部位 \\ 3级——足背、足跟、踝关节及其上方 \end{cases}$

鉴别诊断★★★

1. 三种脱疽的临床鉴别（表13-9）

表13-9 三种脱疽的临床鉴别

	血栓闭塞脉管炎	动脉硬化闭塞症	糖尿病足
发病年龄	20～40岁	>40岁	>40岁
浅静脉炎	游走性	无	无
高血压	极少	大部分有	大部分有
冠心病	无	有	可有可无
血脂	基本正常	升高	多数升高
血糖、尿糖	正常	正常	血糖高，尿糖（＋）
受累血管	中、小动脉、静脉	大、中动脉	大、微血管

2. 雷诺综合征（肢端动脉痉挛症）

多见于青年女性，上肢较下肢多见，好发于双手

多与免疫功能缺陷有关，因寒冷和精神刺激发病

双手发凉苍白，继而紫绀、潮红，最后恢复正常的三色变化

患者动脉搏动正常

一般不出现肢体坏疽

治疗

1. 内治★★★ （表13-10）

表13-10 脱疽的辨证内治

证型	寒湿阻络证	血脉瘀阻证	湿热毒盛证	热毒伤阴证	气阴两虚证
症状	患趾（指）喜暖怕冷，肤色苍白、麻木疼痛，遇冷加重，跌阳脉搏动减弱，舌淡、苔白腻，脉沉细	患趾（指）酸胀疼痛加重，夜难入寐，步履艰难，肤色暗红或紫暗，跌阳脉搏动消失，舌暗红或有瘀斑，脉弦涩	局部剧痛，皮肤紫暗，浸淫蔓延，溃破腐烂，肉色不鲜，伴身热口干、便秘溲赤，舌红、苔黄腻，脉弦数	皮肤干燥，趾（指）甲增厚变形，肌肉萎缩，趾（指）呈干性坏疽，伴口干欲饮、便秘溲赤，舌红、苔黄，脉弦细数	病程日久，疮面久不愈合，肉芽暗红或淡而不鲜，伴倦怠乏力、口渴不欲饮、面色无华、形体消瘦、五心烦热，舌淡尖红、少苔，脉细无力
治法	温阳散寒，活血通络	活血化瘀，通络止痛	清热利湿，活血化瘀	清热解毒，养阴活血	益气养阴
方剂	阳和汤	桃红四物汤	四妙勇安汤	顾步汤	黄芪鳖甲汤

2. 外治★★★

未溃期——重在保护，可配合中药煎水熏洗

已溃——干性坏疽，消毒包扎，预防继发感染；感染创面，湿敷处理

面积较大——先用油膏液化清除创面坏死组织；难以液化者，以"蚕食"方式逐步清除

3. 其他疗法

（1）手术疗法

$\begin{cases} 坏死组织剜除术 \\ 趾（指）切除缝合术 \\ 截肢术和植皮术 \end{cases}$

（2）镇痛

$\begin{cases} 解热镇痛药 \\ 吗啡类药物 \\ 1：1000 普鲁卡因生理盐水溶液静脉滴注 \\ 微泵硬膜外麻醉 \end{cases}$

预防与调护★

$\begin{cases} 禁烟，忌辛辣，避免外伤 \\ 糖尿病患者调节饮食，控制血糖 \\ 做好足部的护理及保护 \\ 注意保暖，患肢锻炼 \end{cases}$

第五节　淋巴水肿

概念

1. 定义——淋巴水肿是淋巴液回流障碍导致淋巴液在皮下组织持续积聚，甚则引起纤维组织增生的一种慢性进展性疾病

2. 临床类型

原发性淋巴水肿 { 早发性淋巴水肿
遗传性淋巴水肿

继发性淋巴水肿 { 丝虫病性淋巴水肿
细菌感染性淋巴水肿
肿瘤性淋巴水肿
淋巴结清除术及放射治疗后淋巴水肿

3. 临床特点★★★

好发于四肢，以下肢最常见

表现为肢体肿胀，早期多呈凹陷性水肿，休息或患肢抬高后水肿减轻

后期患部皮肤及皮下组织纤维增生，汗腺、皮脂腺均遭到破坏，皮肤粗糙增厚，坚如象皮

并可继发感染，形成溃疡，少数可恶变

病因病机

寒湿之邪入侵，留恋不去，流注下肢 } 经络阻塞不通，气血
脾虚水停，湿遏气机瘀滞不行

西医病因★★

原发性淋巴水肿——淋巴管发育异常所致
继发性淋巴水肿——正常淋巴管因后天原因而阻塞，常见原因有感染（如丝虫感染和链球菌感染引起淋巴管纤维性阻塞）、损伤（如手术、放疗、灼伤等引起局部组织纤维化，淋巴管阻塞）及恶性肿瘤浸润或阻塞

诊断要点

临床表现
辅助检查 {
  X 线淋巴管造影
  放射性核素淋巴造影
}

鉴别诊断 ★★★ （表 13 – 11）

表 13 – 11 淋巴水肿的鉴别诊断

病名	临床特点
全身疾病性水肿	营养不良、肾病、心力衰竭、黏液性水肿等均可产生两下肢水肿。当下肢淋巴水肿呈双侧性时，应注意予以鉴别
深静脉血栓性水肿	多见于妊娠、产后或手术后，发病急，整个患肢出现肿胀发热、疼痛或压痛，有时皮色红紫，浅静脉曲张，股三角区压痛，或小腿腓肠肌有明显压痛，慢性期皮肤可有色素沉着，甚至皮肤溃疡。抬高患肢休息后肿胀多减轻
血管神经性水肿	通常是受某些致敏性因素的刺激而发生，发病急骤，经过积极治疗，水肿可迅速消退，水肿可呈间歇性发作
动静脉瘘肢体肿胀	比淋巴水肿轻，局部温度升高，可见大范围的静脉曲张，并可听到血管杂音，患肢较健侧增粗、增长

辨证论治★★

1. 内治（表 13 – 12）

表 13 – 12　淋巴水肿的辨证内治

证型	脾虚湿阻证	湿热下注证	痰瘀阻滞证
症状	患肢明显水肿，压之凹陷，不随手而起，肿痛，舌质淡胖、苔白腻，脉濡	患肢皮肤嫩红灼热，边界清楚，肿胀疼痛，伴寒战发热、骨节酸痛，舌红、苔黄腻，脉滑数	患肢肿胀、增粗变硬，皮肤增厚、粗糙，随按即起，状如象皮，或伴慢性溃疡且久不愈合，舌淡暗或有瘀斑、苔薄白，脉弦涩或沉涩
治法	健脾利湿，活血通络	清热利湿，活血消肿	健脾化痰，活血通络
方剂	人参健脾丸合参苓白术散	萆薢渗湿汤合五神汤	桃红四物汤合四君子汤

2. 外治——中药熏洗是常用的方法

预防与调护★

抬高患肢30°休息，下床活动时应穿戴松紧度合适的弹力袜

急性期患者应注意减少进水量，并低盐饮食

积极预防丹毒、丝虫感染的发生

第十四章 ▶ 其他外科疾病

★★★掌握：冻伤的概念；冻伤后的急救处理和外治；
　　　熟练判断烧伤的面积及烧伤深度；毒蛇咬伤的概
　　　念、诊断、预防；毒蛇咬伤的现场急救及早期综
　　　合治疗措施；破伤风的概念、诊断；肠痈的概念、
　　　诊断及辨证论治；胆石症的概念、诊断及辨证论
　　　治；痛风的概念、诊断

★★熟悉：冻疮的病情；烧伤的伤情判断；烧伤的辨证
　　　论治，尤其是创面的处理方法；毒蛇咬伤的辨证论
　　　治；破伤风的综合治疗；破伤风的预防与调护；肠
　　　痈的鉴别诊断；胆石症的病因病机；痛风的病因病
　　　机；痛风的辨证论治

★了解：冻疮的预防与调护；烧伤的预防与调护；毒蛇
　　　咬伤的预防与调护；肠痈的病因病机、预防与调护；
　　　胆石症的预防与调护；痛风的预防与调护

第一节 冻 疮

概念 ★★★

1. **定义**——冻疮是人体遭受寒邪侵袭所引起的局部性或全身性损伤。临床以暴露部位的局部性冻疮为最常见

2. **临床特点**

局部性冻疮——以局部肿胀发凉、瘙痒、疼痛、皮肤紫斑，或起水疱、溃烂为主要表现。气候转暖后自愈，易复发

全身性冻伤——以体温下降、四肢僵硬，甚则阳气厥脱为主要表现。若不及时救治，可危及生命

诊断要点 ★★

1. **局部性冻疮**

有寒冻史，多发于身体暴露部位，如手足、耳郭、面颊

受冻部位先有寒冷感和针刺样疼痛，皮肤苍白，继而红肿、硬结、斑块、灼痛、麻木

重者可有大小不等的水疱、紫血疱，溃后流水、流脓，收口缓慢

2. **全身性冻疮**

严重冻伤史

体温逐渐降低

出现疼痛性发冷，知觉迟钝，四肢无力

意识模糊，幻觉，嗜睡，脉搏细弱，呼吸浅快

逐渐僵硬甚至昏迷，危及生命

冻疮分度 ★★

Ⅰ度（红斑性冻疮）——损伤在表皮层，局部皮肤红斑水肿，自觉发热、瘙痒或灼痛，5～7天后开始干燥脱屑，愈后不留瘢痕

Ⅱ度（水疱性冻疮）——损伤达真皮层，皮肤红肿更甚，有水疱，疱内液体色黄或呈血性，疼痛剧烈，对冷、热及针刺不敏感。若无感染，局部干燥结痂，经2～3周脱痂愈合，一般无瘢痕

Ⅲ度（腐蚀性冻疮）——损伤达全皮层或深及皮下组织，创面由苍白变为黑褐色，皮肤温度极低，触之冰冷，痛觉迟钝或消失。一般呈干性坏疽，坏死皮肤周围红肿、疼痛，可出现血性水疱。若无感染，坏死组织干燥成痂，脱落后形成肉芽创面，愈合后遗留瘢痕

Ⅳ度（坏死性冻疮）——损伤深达肌肉、骨骼。表现类似Ⅲ°冻疮。局部组织坏死，分为干性坏疽和湿性坏疽。干性坏疽表现为坏死组织周围有炎症反应，肢端坏死脱落后可致残；并发感染后呈湿性坏疽，出现发热、寒战等全身症状，甚至发生内陷而危及生命

辨证论治

治疗原则——温经散寒，补阳通脉

- Ⅰ度、Ⅱ度——外治为主
- Ⅲ度、Ⅳ度——内外结合
- 全身性冻疮——立即抢救复温

1. 内治（表14-1）

表14-1 冻疮的辨证内治

证型	寒凝血瘀证	寒胜阳衰证	寒凝化热证	气虚血瘀证
治法	温经散寒，养血通脉	回阳救逆，散寒通脉	清热解毒，活血止痛	益气养血，祛瘀通脉
方剂	当归四逆汤、桂枝加当归汤	四逆加人参汤、参附汤	四妙勇安汤	人参养荣汤、八珍汤合桂枝汤

2. 外治★★★

- （1）Ⅰ度、Ⅱ度
  - 红灵酒或生姜辣椒酊外涂
  - 冻疮膏或阳和解凝膏外涂
  - 水疱抽液后外涂冻疮膏、红油膏或生肌白玉膏
  - 水疱抽液后红油膏纱布包扎
- （2）Ⅲ度、Ⅳ度
  - 溃烂——掺八二丹
  - 腐脱新生——掺生肌散收口

急救处理★★★

——适用于严重全身性冻疮

迅速脱离寒冷环境

脱去冰冷潮湿衣裤鞋袜

必要时抗休克

用40℃恒温水浸泡伤肢20～30分钟，以快速复温

给予姜汤、糖水等，促进血液循环

必要时输入加温（<37℃）的葡萄糖溶液、低分子右旋
　　糖酐、能量合剂

禁用火烤、雪搓、冷水溶

预防与调护★

积极参加体育锻炼可改善肢体循环，预防复发

普及防护知识，防寒保暖，防湿防静

冻后不宜火烤，切忌搔抓

第二节　烧　伤

概念

定义——烧伤是由于热力（火焰、灼热的气体、液体和
　　　　固体）、电能、化学物质、放射线等作用于人体
　　　　而引起的一种急性损伤性疾病，常伤于局部，
　　　　波及全身，可出现严重的全身性并发症

烧伤面积计算方法★★★

1. 手掌法——患者本人五指并拢，一只手掌的面积占体
　　　　　　表面积的1%

2. 中国九分法（表 14 - 2）

表 14 - 2 中国九分法

部位		面积（%）	中国九分法（%）
头颈	头	3	1 × 9
	面	3	
	颈	3	
躯干	前躯干	13	3 × 9
	后躯干	13	
	会阴	1	
双上肢	双上臂	7（每侧 3.5%）	2 × 9（每上肢 9）
	双前臂	6（每侧 3%）	
	双手	5（每侧 2.5%）	
双下肢	双臀	5（每侧 2.5%）	5 × 9 + 1
	双大腿	21（每侧 10.5%）	
	双小腿	13（每侧 6.5%）	
	双足	7（每侧 3.5%）	
全身合计		100	11 × 9 + 1

3. 儿童烧伤面积计算法（适用于 12 岁以下儿童）

头面颈部面积百分比：[9 +（12 - 年龄）]%

双下肢及臀部面积百分比：[46 -（12 - 年龄）]%

深度判断——三度四分法 ★★★（表 14 - 3）

表 14 - 3　烧伤深度的估计

分度		深度	创面表面	愈合时间
Ⅰ度（红斑）		达表皮浅层	红肿热痛，感觉过敏，表面干燥	2～3 天后脱屑痊愈，无疤痕
Ⅱ度（水疱）	浅Ⅱ度	达真皮浅层	剧痛，感觉过敏，水疱饱满，基底均匀红色，潮湿，局部肿胀	10～14 天愈合，无疤痕，有色素沉着
	深Ⅱ度	达真皮深层	有皮肤附件残留，感觉迟钝，微痛，水疱扁，基底红白相间，潮湿	3～4 周痊愈，常有疤痕
Ⅲ度（焦痂）		达皮肤全层，甚至达皮下、肌肉、骨	痛觉消失，无弹性，紧硬如皮革，蜡黄或黑焦，干燥	需植皮方能愈合，有疤痕形成

临床表现 ★★★

1. **轻度烧伤**——面积较小，仅有局部症状（潮红、肿胀、疼痛、水疱）

2. **重度烧伤**——面积大，全身症状严重

- 早期（休克期）——烧伤 48 小时内，体液大量渗出，剧烈疼痛而致津伤气脱、亡阴亡阳危候
- 中期（感染期）——热毒炽盛，全身抵抗力下降，火毒内攻脏腑之证
- 后期（恢复期）——邪退正虚，创面基本愈合，留有疤痕

烧伤严重程度分类★★

1. 轻度烧伤——烧伤面积在 10%（小儿 5%）以下

2. 中度烧伤

> Ⅱ度烧伤面积在 11%～30%（小儿 6%～15%）
> 或Ⅲ度烧伤烧伤面积在 10%（小儿 5%）以下

3. 重度烧伤

> 总面积在 31%～50%（小儿在 15%～25%）
> 或Ⅲ度烧伤面积在 11%～20%
> 小儿Ⅲ度烧伤 5%～10%

4. 特重烧伤

> 总面积在 50% 以上（小儿在 25% 以上）
> 或Ⅲ度烧伤面积在 20% 以上
> 小儿Ⅲ度烧伤面积在 10% 以上

治疗★★

1. 治疗原则

> 小面积轻度烧伤——单用外治法
> 大面积重度烧伤——内外兼治、中西医结合

> 内治原则——清热解毒，益气养阴
> 外治原则 正确处理烧伤创面，保持创面清洁
> 预防和控制感染，促进创面愈合，减少瘢痕
> 形成

2. 内治（表14-4）

表14-4　烧伤的辨证内治

证型	火毒伤津证	阴伤阳脱证	火毒内陷证	气血两虚证	脾虚伤阴证
症状	壮热烦躁，口干喜饮，便秘尿赤，舌红绛而干，苔黄或黄糙，或舌光无苔，脉洪数或弦细	神疲倦怠，面色苍白，表情淡漠，嗜睡，全身或局部水肿，创面大量渗液，舌暗淡苔灰黑，或舌淡嫩无苔，脉微欲绝或虚大无力	壮热不退，烦躁不安，神昏谵语或呼吸气粗，鼻翼扇动，或见黄疸，痉挛抽搐，舌红绛而干、苔黄糙，脉弦数	火毒渐退，低热或不发热，气短懒言，面色无华，自汗，盗汗，创面肉芽色淡，愈合迟缓，舌淡、苔薄白或薄黄，脉细弱	疾病后期，火毒已退，脾胃虚弱，阴津耗损，舌暗红而干、苔花剥或光滑无苔，脉细数
治法	清热解毒，益气养阴	回阳救逆，益气护阴	清营凉血，清热解毒	补气养血，兼清余毒	补气健脾，益胃养阴
方剂	白虎加人参汤	四逆汤、参附汤合生脉散	清营汤犀角地黄汤	托里消毒散	益胃汤合参苓白术散

创面处理★

包扎疗法——四肢或面积较小——京万红油膏、紫草油膏外敷

暴露疗法——头面、颈部、会阴部或面积较大，或伴有明显感染者

浅度烧伤
{
小面积创面，外涂湿润烧伤膏、紫草油膏，暴露或包扎

较大面积的Ⅱ°烧伤，水疱完整，则抽出疱内液体；皮肤破损或水疱已破，外用湿润烧伤膏
}

深度烧伤
{
小面积创面可外涂湿润烧伤膏，紫草油膏

渗出较多或感染时用三黄洗剂外洗或湿敷

残留创面直径小于 5cm 可以用生肌白玉膏等换药封闭创面

大面积深度创面应早期切痂、削痂植皮，或培植肉芽后植皮
}

预防与调护★

{
加强保护，开展防火、安全用电等宣传教育

大面积烧伤患者住院后实施无菌隔离 1～2 周，病室定时通风，保持干燥，限制人员进出，接触患者的辅料、被单、物品等注意灭菌

精心护理，勤翻身，防止创面长期受压

鼓励患者进食各类食物，忌食辛辣、肥腻、鱼腥之品

烧伤创面愈合后，暴露部位 1 个月内避免阳光直晒，以免加重色素沉着。深度烧伤创面愈合后期，注意加强功能锻炼及防瘢治疗
}

第三节　毒蛇咬伤

概念★★★

定义——毒蛇咬伤是指人体被毒蛇咬伤，其毒液由伤口

进入人体内而引起的一种急性全身性中毒性疾病。本病发病急，变化快，若不及时救治，常可危及生命

诊断要点★★★

1. **病史**——毒蛇咬伤的时间、地点、蛇形、部位及宿因（肝炎、肾炎、高血压、心脏病）

2. **局部症状**——毒牙痕，红肿，疼痛，麻木，水疱，溃疡

   无毒蛇咬伤——牙痕小，排列整齐

   神经毒毒蛇咬伤——局部不红不肿，无渗液，微痛，甚至麻木，淋巴结肿大和触痛

   血循毒毒蛇咬伤——伤口剧痛、肿胀、水疱，所属淋巴结或管发炎，形成溃疡

   混合毒毒蛇咬伤——疼痛逐渐加重，伴有麻木感，伤口周围皮肤迅速红肿乃至整个肢体，水疱，甚者伤口变黑坏死，形成溃疡，淋巴结肿大和触痛

3. **全身症状**

   神经毒毒蛇咬伤——头晕、出汗、胸闷、四肢无力，瞳孔散大、视物模糊、语言不清等，甚至呼吸减弱或停止

   血循毒毒蛇咬伤——寒战发热，肌肉酸痛，皮下或内脏出血，贫血、黄疸，甚至休克、循环衰竭

   混合毒毒蛇咬伤——以上两种情况混合出现

预防与调护★★

宣传普及毒蛇咬伤的预防知识，让群众了解和掌握毒蛇
    的活动规律，特别是毒蛇咬伤后的自救方法

饮食忌辛辣、燥热、肥甘厚味之品，忌饮酒，保持二便
    通畅

对于患者的紧张恐惧情绪，应耐心做好解释和安慰工作

咬伤初期应嘱患者保持患肢低位，避免走动，以防毒液
    扩散；病情好转时患肢应适当抬高，以利于消肿，外
    敷药物不要遮盖伤口

第四节　破伤风

概念★★★

1. **定义**——破伤风是指皮肉破伤，风毒之邪乘虚侵入而
    引起的全身或局部肌肉强直性痉挛和阵发性
    抽搐为特征的疾病。西医学亦称为破伤风

2. **临床特点**

有皮肉破伤史，有一定的潜伏期

以发作时呈现全身或局部肌肉的强直性痉挛和阵发性抽
    搐为主要特征

间歇期全身肌肉仍持续性紧张收缩

可伴有发热，但神志始终清楚，多因并发症而死亡。

诊断要点★★★

1. **病史**——皮肉破伤或分娩、脐带感染史

2. 症状

（1）潜伏期——一般为 4 ~ 14 天

（2）前驱期——1 ~ 2 天，头痛、头晕、乏力、多汗、烦
躁不安、呵欠、咀嚼无力等

（3）发作期——肌肉强直性痉挛和阵发性抽搐

肌肉强直性痉挛——从头面部开始延及躯干四肢，其顺
序为咀嚼肌、面肌、颈项肌、背腹
肌、四肢肌群、膈肌和肋间肌

阵发性抽搐——发作持续数秒至数十分钟不等，面色苍
白、口唇紫绀、呼吸急促、口吐白沫、
流口水、磨牙、头频频后仰、四肢抽搐
不止、全身大汗淋漓、表情非常痛苦

（4）后期——因长期强直、痉挛，营养不良，水、电解
质紊乱和酸中毒，可导致全身衰竭而死亡

治疗★★

治疗原则——应中西医结合综合治疗

1. 内治（表 14 – 6）

表 14 – 6 破伤风的辨证内治

证型	风毒在表证	风毒入里证	阴虚邪留证
症状	轻度吞咽困难，抽搐轻，痉挛短，舌苔薄白，脉弦数	全身肌肉痉挛，抽搐，角弓反张，牙关紧闭，高热，间歇期短，舌红或红绛、苔黄或黄糙，脉弦数	疾病后期，抽搐停止，倦怠乏力，时而汗出，偶有痉挛或伸屈不利，或肌肤有蚁行感，舌淡红，脉细弱无力

（2）酿脓期

> 腹痛加剧，麦氏点压痛、反跳痛明显
>
> 局限性腹部痉挛
>
> 伴壮热不退，恶心呕吐，口渴便秘，舌红苔黄腻，脉弦数

（3）溃脓期

> 腹痛扩展至全腹，腹皮挛急，全腹压痛、反跳痛
>
> 伴恶心呕吐，大便秘结，壮热自汗，舌红绛、苔黄燥，
>
> 　脉洪数

（4）变证

> 慢性肠痈
>
> 腹部包块
>
> 湿热黄疸
>
> 内外瘘形成

3. 体征——右下腹局限性压痛或拒按

4. 血常规检查——白细胞计数及中性粒细胞比例增高

鉴别诊断★★

1. 胃、十二指肠溃疡穿孔

> 有溃疡病史
>
> 突发性上腹部剧痛，迅速至全腹，腹肌板状强直，肠鸣
>
> 　音消失
>
> X 线透视多有腹腔游离气体

2. 右侧输尿管结石

> 突发性绞痛
>
> 向生殖器部位放射
>
> 体征不明显
>
> 尿检和 B 超、X 线摄片可确诊

3. 妇产科疾病

异位妊娠——有停经史，阴道内有出血

卵巢滤泡或黄体破裂

卵巢急性扭转

急性输卵管炎

辨证论治★★★

治疗原则 { 中医——通腑泄热 西医——及早手术

1. 内治（表14-7）

表14-7　肠痈的辨证内治

证型	瘀滞证	湿热证	热毒证
症状	转移性右下腹痛，呈持续性、进行性加剧，右下腹局限性压痛，伴恶心纳差，苔白腻，脉弦滑或弦紧	腹痛加剧，右下腹或全腹压痛、反跳痛，腹皮挛急，右下腹可摸及包块，伴壮热、纳呆、恶心呕吐，舌红苔黄腻，脉弦数或滑数	腹痛剧烈，全腹压痛，反跳痛，腹皮挛急，伴高热不退或恶寒发热、烦渴、恶心、呕吐，舌红绛而干、苔黄厚干燥或黄糙，脉洪数
治法	行气活血，通腑泄热	通腑泄热，利湿解毒	通腑排脓，养阴清热
方剂	大黄牡丹汤合红藤煎	复方大柴胡汤	大黄牡丹汤合透脓散

2. 外治——金黄膏、玉露散、双柏散外敷右下腹，中药灌肠

其他疗法

阑尾切除术、输液、胃肠减压、抗生素、针灸

★预防与调护

合理饮食，不宜过饱，忌食生冷及不易消化食物；

避免精神刺激，保持心情舒畅、乐观，树立战胜疾病的信心；

对胆道蛔虫病患者治疗要彻底；

患病期间卧床休息，禁食或流质饮食。

第七节　痛　风

概念★★★

1. **定义**——痛风是由于体内嘌呤代谢障碍、尿酸生成过多或/和尿酸排泄减少，致血中尿酸浓度增高所引起的一组异质性疾病。西医学亦称为痛风

2. **临床特点**——高尿酸血症，特征性急性关节炎反复发作，关节滑液的血细胞内可找到尿酸钠结晶，痛风石形成，严重者可导致关节活动障碍和畸形、泌尿系结石及痛风性肾病

病因病机★★

本——脾肾两虚

标——湿热毒瘀

诊断★★★

多见于中老年男性，常有家族遗传史

常在午夜突然发病，以致痛醒

常侵犯第1跖趾关节或拇指关节，猝然红肿热痛，逐渐加剧，昼轻夜重。伴发热、头痛

急性发作持续数日至数周可自然缓解，常因精神紧张、进高嘌呤食物、酗酒、劳累及外感风寒等诱发

多次发作后，可形成关节僵硬、畸形，活动受限，部分患者关节周围及耳郭耳轮、趾、指骨间出现"块瘰"（痛风石）

血尿酸、尿尿酸增高，关节腔穿刺有尿酸盐结晶，X线显示软骨缘附近关节的骨质有不整齐的穿凿样圆形缺损

辨证论治★★ （表14-9）

表14-9 痛风的辨证内治

证型	湿热阻痹（急性期）	风寒湿痹（慢性期）	痰瘀阻滞（痛风石病变期）	肝肾阴虚（痛风肾期）
症状	下肢小关节猝然红肿热痛，拒按，局部灼热，得凉则舒，伴发热、口渴、心烦、溲赤、舌红苔黄腻，脉滑数	肢体、关节疼痛，或呈游走性，或关节剧痛，痛处不移，或肢体关节重着肿痛，肌肤麻木，阴雨天加重，舌苔薄白，脉弦紧或濡缓	关节肿胀，甚至关节周围漫肿，局部酸麻疼痛，或见"块瘰"硬结不红，伴目眩、面浮足肿、胸脘痞闷，苔黄厚干燥或黄糙，脉洪数	病久屡发，关节痛如被杖，局部关节变形，昼轻夜重，肌肤麻木不仁，步履艰难，筋脉拘急，屈伸不利，伴头晕耳鸣、颧红口干，舌红少苔，脉弦细或细数

模拟试卷（一）

一、单项选择题（在备选答中选择 1 个最佳答案，并把它的标号写在题后的括号内。每题 1 分，共 20 分）

1. 中国古代医事分工中有了专职的外科医师"疡医"，是（　　）

   A. 商代　　　　　B. 周代　　　　　C. 春秋战国

   D. 两晋　　　　　E. 西汉

2. 痛无定处，忽彼忽此，走注甚速，其疼痛的成因为（　　）

   A. 热　　　　　　B. 寒　　　　　　C. 风

   D. 气　　　　　　E. 瘀血

3. 金黄散的功效是（　　）

   A. 清热消肿，散瘀化痰

   B. 温经活血，散寒化痰

   C. 活血定痛，散瘀消肿

   D. 消肿清火，解毒生肌

   　E. 收湿止痒，清热解毒

4. 手指甲一侧边缘近端处红肿疼痛，2～3 天成脓，应诊断为（　　）

   A. 蛇头疔　　　　B. 蛇眼疔　　　　C. 蛇腹疔

   D. 托盘疔　　　　E. 沿爪疔

5. 颈侧肿胀热痛，皮色不变，肿块形如鸡卵，伴恶寒发热、头痛，舌质淡红、苔黄，脉浮数。治宜选方（　　）

   A. 柴胡清肝汤

   B. 五神汤合草薢渗湿汤

D. 玫瑰糠疹　　E. 过敏性紫癜

18. 内痔初发的主要症状为(　　)

　　A. 肛门疼痛　　B. 肛门坠胀　　C. 便秘

　　D. 无痛性便血　　E. 便时肛内有肿物脱出

19. 患者大便秘结，便时肛门剧痛，并伴滴鲜血。应考虑诊断为(　　)

　　A. 内痔　　　　B. 肛裂　　　　C. 肛隐窝炎

　　D. 血栓性外痔　　E. 肛漏

20. 急性子痈未成脓时外治宜选用(　　)

　　A. 切开排脓

　　B. 金黄散水调冷敷

　　C. 九一丹药线引流

　　D. 冲和膏温敷

　　E. 葱归溻肿汤坐浴

二、多项选择题（在备选答案中有 2～5 个是正确的，将其全部选出并将他们的标号写在题后的括号内，错选或漏选均不给分。每题 2 分，共 10 分)

1. 风胜致痒的临床特征为(　　)

　　A. 浸淫四窜，黄水淋漓

　　B. 走窜无定，遍体作痒

　　C. 皮肤瘾疹，焮红灼热

　　D. 抓破血溢，随破随收

　　E. 不致化腐，多为干性

2. 痈的临床特点为(　　)

　　A. 局部光软无头，红肿疼痛

　　B. 肿胀范围 6～9cm

    C. 易肿，易脓，易溃，易敛

    D. 常伴恶寒、发热、口渴等全身症状

    E. 易损筋伤骨

3. 乳痈常见的病因病机有（   ）

    A. 肝郁气滞   B. 冲任失调   C. 胃热壅滞

    D. 乳汁瘀滞   E. 痰瘀互结

4. 牛皮癣的好发部位有（   ）

    A. 颈部   B. 四肢伸侧   C. 尾骶部

    D. 腰周   E. 手掌或足底

5. 下列哪些检查项目对前列腺增生症有诊断意义（   ）

    A. 直肠指检

    B. B 超检查

    C. 前列腺液常规检查

    D. 残余尿测定

    E. 尿流率测定

三、名词解释（每题 2 分，共 10 分）

1. 消法

2. 有头疽

3. 肉瘿

4. 白屑风

5. 精浊

四、填空题（每空 0.5 分，共 10 分）

1. 外治法的三个原则是_____、透脓祛腐法、生肌收口法。

2. 后人对陈实功著的《外科正宗》的评价是"列证最详，_____"。从学术思想来看，该书病机上重

模拟试卷（二）

一、单项选择题（在备选答案中选择 1 个最佳答案，并把它的标号写在题后的括号内。每题 1 分，共 20 分）

1. 《金创疭癧方》是我国第一部外科专著，其成书年代是（　　）

   A. 西汉前后　　B. 东汉前后　　C. 周代

   D. 唐代　　　　E. 三国时期

2. 外科疾病的发生以下列何种病因最为常见（　　）

   A. 风寒　　　　B. 燥湿　　　　C. 虫毒、药毒

   D. 热毒、火毒　E. 外来伤寒

3. 箍围药以醋作调剂，其醋有何种作用（　　）

   A. 助行药力　　B. 散瘀解毒　　C. 辛香散邪

   D. 清热解毒　　E. 缓和刺激

4. 火毒炽盛之颜面疔疮内治方最好选用（　　）

   A. 五味消毒饮　B. 黄连解毒汤　C. 仙方活命饮

   D. 清营汤　　　E. 普济消毒饮

5. 附骨疽好发部位为（　　）

   A. 胫骨　　　　B. 桡骨　　　　C. 肱骨

   D. 椎骨　　　　E. 股骨

6. 具有漫肿疼痛，皮色正常，好发于四肢、躯干肌肉丰厚处，并有此处未愈，他处又起特点的疾病是（　　）

   A. 流痰　　　　B. 流注　　　　C. 环跳疽

   D. 风湿性关节炎　E. 发

7. 发生走黄的关键原因是（　　）

   A. 生疔之后挤压碰伤

B. 生疗之后过早切开

C. 生疗之后误食辛热之药

D. 生疗之后火毒炽盛

E. 生疗之后误食酒肉鱼腥发物

8. 乳房疾病的常用治则为（　　）

   A. 清热解毒　　　B. 解郁化痰　　　C. 调理冲任

   D. 活血化瘀　　　E. 理气通络

9. 肉瘿外治常用方法为（　　）

   A. 金黄散外敷　　　B. 阳和解凝膏掺黑退散

   C. 玉露膏外敷　　　D. 太乙膏外贴

   E. 回阳玉龙膏外贴

10. 肉瘤相当于西医的下列何种疾病（　　）

   A. 脂肪瘤　　　B. 皮脂腺囊肿　　　C. 神经纤维瘤

   D. 下肢静脉曲张　E. 骨肉瘤

11. 乳癌早期的治疗方法首选是（　　）

   A. 手术治疗　　　B. 化学疗法　　　C. 放射疗法

   D. 激素治疗　　　E. 中医药治疗

12. 皮肤病若表现为大量渗液时，应选用下列哪种剂型药
物外治（　　）

   A. 溶液剂　　　B. 软膏　　　C. 油剂

   D. 粉剂　　　E. 洗剂

13. 热疮好发部位为（　　）

   A. 头部　　　B. 阴部　　　C. 四肢

   D. 躯干　　　E. 皮肤黏膜交界处

14. 黄水疮好发年龄为（　　）

   A. 儿童　　　B. 成人　　　C. 老人

收束者多为_____，平塌者多为_____。

3. 外科疾病总的发病机制是_____，_____，经络阻塞，脏腑功能失调。

4. 内陷发于有头疽的 1～2 候毒盛期的称_____；发生于 2～3 候溃脓期的称_____。

5. 乳窍溢出少量血液，称为_____。

6. 特殊型银屑病，常见的是_____、_____、_____。

7. 锁肛痔早期特点是_____、_____。

8. 外痔可分为炎性外痔、_____、_____和_____四种。

9. 周围血管疾病总的治则是_____。

10. 子痈是指_____及_____的感染性疾病。

五、简答题（每题 5 分，共 20 分）

1. 简述走黄的定义，其病因病机是什么？

2. 简述痈的临床特点。

3. 简述寻常型白疕的皮损特征。

4. 注射疗法适用于哪些内痔？

六、论述题（每题 10 分，共 20 分）

1. 论述臁疮的常见辨证分型及其主方。

2. 对急性湿疹与接触性皮炎如何进行鉴别？

七、病案分析（10 分）

王某，女性，25 岁。产后左乳结块红肿疼痛 14 天伴发热 2 天。患者产后一月，2 周前因未及时排乳出现左乳外侧结块胀痛，疼痛拒按，经外院抗感染治疗后，症状未见缓解。2 天前患者开始出现发热，体温最高至 40℃，结块处跳痛日渐明显。检查：左乳外上方结块约 4cm×5cm，色红，肤温高，边界欠清，肿块触之有波动感，压痛明显，左乳泌乳不畅。胃纳一般，大便干结，二三日一行。舌质红、苔黄腻，脉洪数。

1. 请做出中医诊断及其分型、西医诊断。

2. 还可以进行哪些密切相关的理化检查？

3. 请列出目前的内治法则及主方。

4. 目前可选用的外治方法有哪些？